医院管理与公共卫生

陈建水 等主编

上海科学普及出版社

图书在版编目（CIP）数据

医院管理与公共卫生 / 陈建水等主编. -- 上海 :
上海科学普及出版社， 2024.6
ISBN 978-7-5427-8715-6

Ⅰ. ①医… Ⅱ. ①陈… Ⅲ. ①医院一管理一研究②公
共卫生一研究Ⅳ. ① R197.32 ② R

中国国家版本馆 CIP 数据核字 (2024) 第 093173 号

责任编辑 胡 伟
助理编辑 忻 玮

医院管理与公共卫生
陈建水 等主编
上海科学普及出版社出版发行
（上海中山北路 832 号 邮政编码 200070）
http: //www.pspsh.com

各地新华书店经销 三河市铭城印务有限公司印刷
开本 787 × 1092 1/16 印张 11.5 字数 200 000
2024 年 6 月第 1 版 2024 年 6 月第 1 次印刷

ISBN 978-7-5427-8715-6 定价：98.00 元

《医院管理与公共卫生》

编委会

主　　编：陈建水　　枣庄市薛城区张范镇中心卫生院

孔子君　　枣庄市中医医院

王　艳　　枣庄市妇幼保健院

沙艳荣　　枣庄市立医院

董　萍　　枣庄市中医医院

孙传传　　枣庄市立医院

副 主 编：王建建　　枣庄市立医院

陈芬芬　　枣庄市立医院

黄海萍　　枣庄市市中区永安镇中心卫生院

刘月芹　　枣庄市市中区光明路街道社区服务中心

姜　芹　　枣庄市立医院

殷婷婷　　山东颐养健康集团滕南医院

前 言

在健康成为全球关注焦点的今天，医院管理与公共卫生作为维护公众健康、促进社会发展的两大支柱，其重要性日益凸显。《医院管理与公共卫生》一书的编撰，正是基于这一时代背景，旨在构建一个全面、系统且具有前瞻性的知识体系，为医疗卫生领域的专业人士及广大读者提供一部既有理论深度又有实践指导意义的参考书。

本书巧妙地将医院管理与公共卫生两大领域有机结合，深入剖析了医院内部运营管理的精髓，广泛探讨了公共卫生领域的热点问题与挑战。在医院管理方面，我们详细阐述了医疗服务管理、急救管理学、战略管理、组织管理、人力资源管理、财务管理、医疗风险管理及医院病案管理等核心环节，旨在帮助医院管理者掌握先进的管理理念与方法，提升医院的整体运营效率和服务质量。同时，我们也关注到医院在应对突发事件、保障患者安全方面的能力建设，为构建安全、高效、和谐的医疗环境提供有力支持。

在公共卫生领域，本书则全面覆盖了从传染性疾病、慢性非传染性疾病、伤害与暴力的预防控制，到精神卫生、突发公共卫生事件的应对，再到健康管理、卫生监督协管、社区康复、社区中医适宜技术、社区合理用药及基础急救等多个方面。这些内容不仅反映了当前公共卫生工作的重点与难点，也体现了公共卫生服务向基层延伸、向社区渗透的发展趋势。通过深入浅出的讲解和案例分析，本书旨在增强公众的健康意识，提高公共卫生服务的普及性和有效性，为构建健康中国贡献力量。

本书在内容编排上力求通俗易懂，形式活泼多样，既注重理论知识的系统性和完整性，又兼顾实践操作的实用性和可操作性。我们希望通过这种方式，激发读者的学习兴趣，促进医疗卫生知识的传播与应用。同时，本书也广泛吸纳了国内外最新的研究成果和实践经验，确保了内容的时效性和前瞻性。

《医院管理与公共卫生》一书不仅适用于预防医学、临床医学、卫生事业管理等相关专业的师生和研究人员，也是广大医疗卫生工作者、政策制定者及关心公共卫生事业的社会各界人士的宝贵资源。我们相信，通过对本书的学习与借鉴，能够推动医院管理与公共卫生工作的不断创新与发展，为人类的健康事业贡献更多的智慧与力量。

目　录

第一章　医院医疗管理

第一节　医疗管理概述

一、医疗管理概念

医疗管理（medical management）指医院医疗系统活动全过程中进行的组织计划、协调和控制，使之经常处于应有状态，并对变化了的客观环境有较快的适应性，达到最佳医疗效果的目的。

医院医疗管理是完成医疗任务的主要手段，是影响整个医院管理水平的中心环节。在医院管理中，应当重视医疗管理的系统性、全程性、连续性、动态性和目的性等五个基本属性。

1. 系统性

医疗管理涉及医院医疗系统各个部门和环节，主要包括门诊急诊和住院三个体系。医院应当按照卫生部诊疗科目目录设置具体的临床科室以承担这三个体系的各项医疗任务。医疗支持系统包括手术室、消毒供应中心和其他医技科室。这些部门提供医疗服务、医疗平台支持或辅助诊疗服务，并相互配合构成一个复杂而严密的医疗体系，医疗管理范围涵盖了医疗系统的各个环节。

2. 全程性

医疗体系的运转由众多医疗活动组成，医疗管理应贯穿整个医疗活动的每一个环节的全部过程。每一个活动的环节都会影响到患者的医疗安全，需要引起高度重视。应当借助各种医疗管理手段和管理工具，使得医疗活动全过程都处于管理系统的监控之下。

3. 连续性

医疗服务是一个连续的过程，每一个环节对最终的质量都至关重要。相应地，医疗管理也必须是一个连续的过程，确保医疗服务质量始终处于一个良好的状态。此外，医疗管理的连续性还包含医疗管理方法的稳定性和医疗管理项目的持续改进两层含义：一方面，一种管理方法在一定时期内应当相对稳定，否则容易造成朝令夕改的印象，不利于管理方法的实施；另一方面，也要不断总结管理项目实施效果，持续改进管埋项目的方式、方法和理念，促进管理项目内涵和外延的不断提升。

4. 动态性

医疗体系所处的社会环境和医疗环境随时都在发生着变化，内涵和外延的不断提升。没有一种具体的管理方法可以一成不变。客观环境变了，我们就必须对原有的长效管理方法进行修正，甚至进行根本性变革。这样，才能确保医疗体系随时适应时代和环境的变化，确保救死扶伤、治病救人这一根本任务得以不折不扣地完成。

5. 目的性

进行医疗管理的根本目的是治病救人，“以患者为中心”，这是完成基本前提，任何时刻都不能动摇。围绕这一基本前提，医疗管理的目的在于实现医疗服务的“安全、有效、方便、价廉”。在目前有限的医疗资源并不能完全满足全社会所有医疗服务需求的情形下，医疗效率也显得尤为重要，通过医疗管理，以尽可能低的医疗成本来实现尽可能好的医疗效果、完成尽可能多的医疗任务。

二、医疗管理基本原则

1. 依法执业（conduct practice in accordance with the law）

医疗体系繁复庞杂关乎患者安全，需要严格规范医疗体系中各个方面的权利义务关系。在医疗工作中必须严格依法执业、依法行医。全国人大、国务院和国家相关部委以及医学专业学会等部门制定了一系列医疗法律法规、部门规章和诊疗规范及医疗制度，一方面，从法律角度促进了医疗管理工作的法制化、制度化、规范化、标准化和精细化，对于实现医疗服务的“安全、有效、方便、价廉”起着至关重要的作用。其中和医疗管理密切相关的，包括《医疗机构管理条例》《医疗事故处理条例》《执业医师法》《护士条例》《医疗机构诊疗科目名录》和《病历书写基本规范》等。

2. 以患者为中心（patieut-oriented）

医院必须以患者为中心，所有部门和所有工作人员必须树立以人为本的服务理念，体现人文关怀，发扬救死扶伤的人道主义精神，尊重患者的知情权、隐私权等，履行知情告知义务。实施特殊的诊疗措施，应当向患者或其授权委托人进行书面告知。

3. 保证质量，安全第一

医院必须保证医疗质量和医疗安全，因为医院工作面对的是人最宝贵的生命和健康。因此，保证医疗质量和医疗安全既是医院生存的根本，也是医疗管理的核心和永恒主题。医疗工作开展前，首先要考虑保障患者安全，制订好相应的医疗安全风险防范方案。当然，也要避免另一个极端，就是因为顾忌患者安全而不敢进行医学创新及医学探索。在坚持创新和发展的前提下，遵守法律法规和临床诊疗基本原则，同时基于患者安全做好风险防范和知情告知以取得患者充分理解，是符合法律规定和医学发展规律的。

4. 持续改进（centinuous improvement）

医疗管理需要不断完善和持续改进严格执行法律法规，规章制度，诊疗操作常规、标准，加强基础质量、环节质量和终末质量管理，建立和完善可追溯制度、监督评价和持续改进机制，提高医疗服务能力，为患者提供优质、安全、有效、方便的医疗服务。一方面，医疗管理可以通过其监督、引导、评价、强化作用，充分发挥现有医疗理论水平和医疗技术的作用，在已有医学经验的基础上持续不断改进医疗质量；另一方面，通过医疗管理措施的持续改进，不断地鞭策和激励医护人员提升医学理论水平和医疗技术水平。此外，对于医疗管理工作中遇到的新情况，应当在遵循医疗管理基本原则和医疗规范的前提下，借鉴国内外先进经验，勇于尝试和实践，不断总结，持续不断提高医疗管理水平。

5. 注重效率（foeusønecieney）

医疗管理应当注重效率，在制订医疗管理措施时应当保证工作效率；即使是扩大医疗服务规模，也更应当着力于提高医疗服务效率。比如缩短平均住院日、降低门诊排队等候时间等，就是注重效率原则的体现。另一方面，提高工作效率的前提是保证医疗质量和医疗安全，确保医护人员和患者的正当权益不受损失。否则，以牺牲质量、安全而获得的“高效率”，只会是昙花一现，也必定造成严重的不良后果。

三、医疗管理核心制度

完善的制度加上严格的执行才能产生完美的结果，医疗管理就是要通过一系列的管理制度的制订和实施来实现治病的。医疗管理中的核心制度（core regulation）更是其中的重中之重，必须不折不扣地加以完善和落实。

1. 首诊负责制度

是指首次接诊患者的医院、科室或医师在其他医院、科室或医师接管之前对患者的一切诊疗行为负责。首诊负责制度要求首诊医师必须全面处理患者的一切病情；对不属于本专业的病情或诊治困难的情况，应请示上级医师或联系其他专科医师会诊，并遵照会诊意见执行；及时与其他科室医师沟通，直至患者转院、转科或交接班，首诊的责任才得以转移到其他医院、科室或医师。

2. 三级医师查房制度

是指主任医师（或者是副主任医师、科主任）、主治医师、住院医师三个层级的医师分别按照要求查看住院患者，上级医师对下级医师的诊断、治疗、处理意见提出指导。三级医师查房，具有病房常规诊疗工作和培训下级医师的双重功能，是保障和提高诊疗水平的重要措施。

3. 会诊制度

是指患者主管科室邀请其他科室或其他医院的医师协助诊察患者，提供诊治意见。特别是对住院过程中短期内不能确定诊断或治疗困难的疑难患者或危重患者、大手术前后及特殊检查后的患者，都需要进行会诊。会诊包括科内不同专业的专家会诊、科际会诊、多学科联合会诊、院外专家会诊及紧急会诊等类型。

4. 分级护理制度

是指为了充分合理利用护理资源，根据住院患者的病情和生活自理能力，应给予相应级别的护理和照顾，并根据患者的病情变化进行动态调整。一般分为四个级别：特级护理、一级护理、二级护理和三级护理。

5. 值班和交接班制度

是指医护人员根据所在科室制订的值班表在规定时间内承担本科室某项医疗工作任务，上一班次值班医护人员向下一班次接班医护人员讲解本班次所主管各个患者的病情、处理措施及其变化转归，尤其是需要特别关注的病情及需要特别处理的诊治措施。严格执行值班和交接班制度是提高医疗质量及保障医疗安全的最重要手段。

6. 疑难病例讨论制度

是指由主任医师（或者副主任医师、科主任）主持召集有关医务人员对确诊困难或疗效不确切病例进行的讨论。内容包括讨论日期、主持人、参加人员姓名及专业技术职务、具体讨论意见及主持人小结意见等。对该讨论过程前后的资料准备、参加人员、讨论内容、书写格式、病历记录及讨论意见的执行等方面进行的一系列具体规定则形成疑难病例讨论制度。

7. 急危重症患者抢救制度

是指医疗机构应当在抢救急危重症患者时，应当严格遵守相关抢救程序和流程，加强抢救参与人员、抢救设施、抢救场地、医疗物资配备，必要时应当打破一切常规，努力提高急危重症患者的抢救成功率。

8. 术前讨论制度

是指临床医师对即将接受手术治疗的病例进行会诊、讨论。其目的是保证医疗质量，降低手术风险，保障患者手术安全。通过对某个病例的诊断分析、手术适应证、禁忌证、术式、术中可能遇到的特殊情况或术式的改变、手术并发症等进行讨论，实现个性化治疗。同时，通过讨论可以积累疑难复杂病例的治疗经验，提高诊疗水平。择期手术治疗的患者一般都要经过术前讨论。术前讨论有专业组讨论、科内讨论、院内讨论等不同的级别和形式。

9. 死亡病例讨论制度

是指死亡患者所在科室的全体医护人员（必要时邀请其他相关科室医师）一起对患者的死亡原因、死亡诊断、诊治过程中存在的问题及不足之处进行分析讨论。通过死亡病例讨论，可以总结经验，吸取教训，提高同类患者治疗抢救成功率，降低临床死亡率。

10. 查对制度

是指在输血、医嘱、处方、护理、操作、手术等各项医疗行为中，为确保拟实施的诊疗措施准确无误地应用于拟接受该诊疗措施的患者，而从每个可能出错的环节进行认真查对的一系列规范性要求。查对制度是保证患者安全、防止差错事故发生的一项重要措施。包括医疗护理操作的“三查七对”、输血的“三查八对”、药师的“四查十对”等。医务人员必须严格执行查对制度，无论直接或间接用于患者的各种诊疗方法、各种药械及其生活用品（如药物、敷料、器械、压缩气体及治疗、急救和监护设备等），都必须确认其符合要求，达到标准，拟实施方案不打折扣，拟接收患者准确无误。

11. 手术安全核查制度

是指具有执业资质的手术医师、麻醉医师和手术室护士三方，分别在麻醉实施前、手术开始前和患者离开手术室前，共同对患者身份和手术部位等内容进行核查的工作。手术安全核查由手术医师或麻醉师主持，三方共同执行并逐项填写《手术安全核查表》。

12. 手术分级管理制度

手术是指医疗机构及其医务人员使用手术器械在人体局部进行操作，以去除病变组织、修复损伤、移植组织或器官、植入医疗器械、缓解病痛，改善机体功能或形态为目的的诊断或者治疗措施。卫生部《医疗机构手术分级管理办法（试行）》规定，“根据风险性、复杂性和难易程度不同，手术分为四级”。一级手术是指风险较低、过程简单，技术难度低的手术；二级手术是指有一定风险，过程复杂程度一般、有一定技术难度的手术；三级手术是指风险较高、过程较复杂、难度较大的手术；四级手术是指风险高，过程复杂、难度大的手术。医疗机构应当根据手术级别、专业特点、医师实际被聘任的专业技术岗位和手术技能，组织本机构专家组对医师进行临床应用能力技术审核，审核合格后授予相应的手术权限。医疗机构应当定期评估医师技术能力，适时调整医师手术权限，并纳入医师技术档案管理。

13. 危急值报告制度

是指当某项或某类检查检验出现表明患者可能有生命危险的异常结果时，进行该检查或检验的医务人员在除外检查仪器或检查试剂等技术因素之后，必须立刻进行记录并第一时间报告给该患者的主管医师，由主管医师酌情给予患者有效的干预措施或治疗，以挽救患者生命、保障患者健康。

14. 病历书写与病历管理制度

病历是指医务人员在医疗活动过程中形成的文字、符号、图表、影像、切片等资料的总和，包括门（急）诊病历和住院病历。2010 年卫生部颁布的《病历书写基本规范》中要求，病历书写应当客观、真实、准确、及时、完整、规范，并对病历书写的格式、内容、时限加以具体要求。《医疗机构病历管理规定》要求，医疗机构应当设置病案管理部门或配备专（兼）职人员负责病历和病案管理工作。同时，建立健全病历管理制度，建立病历质量定期检查、评估与反馈制度，加强病历保管、借阅、复制、封存、启封的管理，保障病历质量和病历资料安全。

15. 抗菌药物分级管理制度

《抗菌药物临床应用管理办法》（卫生部令 84 号）规定，抗菌药物临床应用实行分级管理。根据安全性、疗效、细菌耐药性、价格等因素，将抗菌药物分为三级：非限制使用级、限制使用级与特殊使用级。

非限制使用级抗菌药物是指经长期临床应用证明安全、有效，对细菌耐药性影响较小，价格相对较低的抗菌药物；限制使用级抗菌药物是指经长期临床应用证明安全、有效，对细菌耐药性影响较大，或者价格相对较高的抗菌药物。特殊使用级抗菌药物是指具有以下情形之一的抗菌药物：①具有明显或者严重不良反应，不宜随意使用的抗菌药物；②需要严格控制使用，避免细菌过快产生耐药的抗菌药物；③疗效、安全性方面的临床资料较少的抗菌药物；④价格昂贵的抗菌药物。医师经医疗机构培训并考核合格后，方可获得相应的处方权。具有高级专业技术职务任职资格的医师，可授予特殊使用级抗菌药物处方权；具有中级以上专业技术职务任职资格的医师，可授予限制使用级抗菌药物处方权；具有初级专业技术职务任职资格的医师，在乡、民族乡、镇、村的医疗机构独立从事执业活动的执业助理医师以及乡村医生，可授予非限制使用级抗菌药物处方权。

16. 临床用血审核制度

是指临床用血必须进行严格的审核，包括是否有输血适应证，输血成分及输血量掌握是否准确，是否进行了病例讨论及上级医师审核程序，是否正确应用了成分输血和自体输血等临床输血技术和血液保护技术，是否有预防输血不良事件的预案，是否有输血过程监控及病历记录等。对于上述输面前、中、后的各项程序加以规范和要求并监督落实的一系列措施，构成临床用血审核制度。

第二节　急诊管理

急诊医学（emergency medicine）是随着现代医学而逐步发展起来的新兴独立学科。我国急诊医学发展起步较晚，20 世纪 50 年代中期开始，虽曾在大中城市建立急救站，但限于当时国家医疗水平落后，急救站规模小、设备简陋，只能起到对伤病员的转运作用。直至 20 世纪 70 年代后期，急诊医学才进入了一个全新的发展时期。1980 年，国家卫生部颁发《加强城市急诊工作》的指示，1983 年，在反复讨论、修改的基础上，又颁布了《城市医院急诊室（科）建立方案》，规定了急诊室（科）的任务，急诊医疗工作的方向、组织和管理以及急诊工作的规章制度，有效地促进了急诊医学在国内的兴起与发展。全国各大、中城市医院纷纷成立急诊科，加强了急诊的领导和管理，并增派高年资医师从事急诊工作。1985 年，国务院学位评定委员会批准在中国协和医科大学附属北京协和医院设立“急诊医学”硕士研究生点。1987 年 5 月经中华医学会批准正式成立了“中华医学会急诊医学分会”。从此，急诊医学在我国被正式承认为一门独立的医学学科。20 世纪 90 年代以来，随着我国经济实力的增强和全社会对急诊医学重要性认识水平的提高，许多医院急诊科的装备得到了更新和充实，工作条件和环境得到了明显改善。与此同时，加强了急诊医学人才的培养。

急诊、急救在日常医疗实践中占有极其重要的地位，它不仅涉及医院内急救，还涉及院前急救，如何把急救医疗措施迅速送到事故现场的危重患者身边，经过初步急救处理，再把患者安全地转送到医院内进一步救治，这是目前比较合理的救治急性病、伤员的组织系统，也是当今国际上很多国家在努力组建的新颖的急诊医疗系统，称为“急诊医疗服务体系”（emergency medical service system，EMSS）。我国目前虽然还没有城市成功组建一个完善的 EMSS，但是有很多城市正朝这个方向努力。近年来，在北京、上海、重庆等一批大中城市，普遍设立了“120”急诊呼救电话，EMSS 从无到有，正逐步得到加强和完善。急诊管理在医院管理工作中占据重要地位。急诊工作的好坏，服务质量的优劣，直接关系到患者的生命安危、医院的医疗工作质量、医院形象等。完善建立设备先进的急诊监护病房，配置必要的现代化急救设备和检查仪器，使得急诊患者的诊断、检查、急救处置以及急危重患者的抢救性手术都可以在急诊科完成，最大限度挽救患者生命，提高抢救成功率。

一、医院急诊科

医院急诊科是医院急救医疗的第一线，与患者的生命安危密切相关，是反映和衡量医院的技术水平、道德素质和管理水平的标尺。

（一）急诊科的特点

1. 时间性特别强　在急诊科时间就是生命，因为急性患者大多发病急骤、病情突变或遭受意外事故伤害等，对生命具有严重威胁，因此能否及时抢救、有效救治是能否挽救患者生命的关键。

2. 随机性比较大　急诊患者的人数、病种、来诊时间、来诊方式、危重程度都是难以预料的，尤其是遇到突发事件或灾难，如车祸、中毒、地震等情况时，患者的随机性就更大，并通常是集体就诊。要求医院急诊科要随时做好充分应急准备，完善各种诊疗操作常规、健全各种管理制度，完备各种通讯呼叫器械，做好医务人员、医药急救物品的调度工作，以妥善应对突变。

3. 病种涉及面广及专业性强　急诊工作的主要特点之一就是多学科交叉综合性和合作互助性，由于我国目前实行“无限制性急诊”，所以急诊患者病谱不仅广，而且杂。急诊患者尤其是遭受意外事故伤害的患者往往需要多个科室的共同抢救，所以急诊工作特别强调团结协作。这就要求急诊工作人员不但要有坚实的专业知识，而且要具备跨学科知识，做好鉴别诊断，及时请兄弟科室会诊，搞好各科之间的协作；既要熟悉各种常见病的诊治方法，又要了解一些少见病的临床特征，还要掌握各类急重症的抢救技术，具有很强的专业性。

4. 任务重责任大　急诊的随机性和时间性决定了在抢救中劳动强度大、持续时间长、精神紧张，要求医务人员有高度的责任心、精湛的技术水平和强健的体魄体力，在急救过程各科协调合作，确保急诊任务的完成。

5. 医疗纠纷多　急诊科既不同于门诊，又不同于病房。急诊科要 24 h 开放接待随时就诊的患者，同时还要负责对那些急需住院治疗，但又因医院条件有限，暂时不能收住院的患者进行及时全面、系统的诊断和治疗，所以急诊医护人员工作非常繁忙，精神上也是高度紧张，稍有不慎就可能出现失误或差错。另外，急诊患者多突然发病或病情突然加重，患者及家属在对其尚无心理准备的情况下，往往会出现急躁、愤怒以及过激言语等一些不理智的表现，严重者还直接威胁着医务人员的人身安全。这就更要求急诊工作人员不论遇到什么样的情况，都应沉着冷静，以患者的利益为重。同时，还需要社会、医院领导及医学同道的理解。

（二）急诊科的任务和范围

1. 任务

（1）治疗各类急性病及慢性病急性发作。依据不同病情经诊治后对患者做出回家、留院观察或收入急诊病房、ICU 的决定。

（2）做好急诊科的抢救工作。这直接关系到患者的安危。对危及生命的患者要组织人力、物力进行抢救，需要医务人员在短时间内作出正确诊断，给予及时、合理、有效的抢救和治疗。

（3）对急诊专业医生及来急诊科轮转的医生进行培训，对急诊专业护士进行培训。

（4）开展急救医学的研究工作。开展有关急性病发病机制、早期诊断技术及有效治疗方法的研究，重点是开展复苏、休克、多系统和器官衰竭的研究。

（5）结合急诊临床改进或研制有关医疗仪器和设备。

2. 范围

范围为急性发热性疾病，若有明显症状或痛苦，体温不到 38 ℃也应诊治；严重喘息、呼吸困难者；各种心脏疾患；严重高血压或血压波动剧烈者；各种急性脑血管病；各种急性出血；各种急性炎症；昏迷；急性泌尿系统疾患、尿闭、血尿和急性肾衰竭；急腹症；休克、急性外伤、烧伤；急性中毒；意外事故；临产、流产等。

（三）急诊科领导体制和机构设置

急诊科的设置有两种：一类是把急诊工作作为医院门诊的一部分，在门诊部内设急救室，属于门诊部管理。急诊室的管理是由一名门诊部副主任或主任主管急诊工作，医院成立急诊领导小组，由医务处、门诊部、急诊室护士长、各临床科室主任或副主任组成；另一类是与门诊部并列的急诊科，有时为加强急诊工作的开展，设立急救中心，一般一级医院设急救室，二级以上综合医院设急诊科。急诊科直属副院长或院长管理，实行科主任负责制，通常由具有较高急诊医学业务能力和一定管理能力的专业人员担任。

（四）急诊科布局及人员配置

1. 有相对独立的急诊区，做到有鲜明标志，让患者一目了然，方便就诊。

2. 急诊区有独立入口，运送患者车辆可直接开到入口处。

3. 急诊科大门要宽敞，候诊走廊要宽大，以方便轮椅和手推车进出。

4. 布局要求减少交叉穿行和往返，利于节省患者时间。

5. 科室内应有利于预防交叉感染，保持通风和采光。

6. 急诊科必须设有独立的挂号、收费、取药、检验、放射、住院处等或要靠近这些部门，保证急诊工作的顺利进行。

7. 急诊科要设立候诊、预诊、各科诊察室、抢救室、留观室等，有条件的要设立监护室、急诊手术室等。

急诊科医务人员的配置主要是根据急诊科所负担的任务及建筑状况、设备条件等因素来确定。每日急诊量增加者，人员编制相应增加。急诊科配备主任 1 人，副主任 1~2 人，主任医师或副主任医师、主治医生、住院医师及护士长、护士、护理人员也应有相应比例。

二、院前急救

现代急救医疗系统（EMSS）包括院前急救、医院急诊科急救和 ICU 急救 3 个部分。其中，院前急救的时间最短，但却是决定危重患者抢救能否取得成功的关键。院前急救在EMSS中占有最为重要的地位，反映国家、社会对重大伤害、疾病的应急能力。

（一）院前急救的内容

1. 现场急救

现场急救包括在家庭、工厂、农村、街道以及交通事故现场等所有出事地点对患者的初步救护，这是我国当前医疗救护中最为薄弱的环节，其关键问题是要大力进行急救知识普及训练。

2. 搬运

经过初步现场处理后，必须把患者及时转送到合适的医院进行进一步急救处理。在这转送过程中，搬运做得及时、正确不仅可减少患者的痛苦，还可有利于防止造成新的损伤。

3. 监护运送

现代急救医学改变了过去认为运送急诊患者是交通部门或医务人员的事，而把医疗急救运送看作是院前急救的重要组成部分。

（二）院前急救的管理

院前急救处于急救医学的最前沿，是急救医学的首要环节和重要基础，能迅速地把急救医疗送到急、危、重患者的身边，最大限度地减少了患者“无治疗期”（从患者发病至获得治疗为止的时间）。因此，提高院前急救的关键是：在最短的时间里、把最好的医疗设备和最好的医生送到患者身边，在最短的时间里做出必需的诊治。

院前急救目前尚存在的主要问题是：①急诊急救网络不全。目前，虽然部分大中城市已经建立起急救中心或相应的救护指挥中心，开通了“120”呼救电话专线，但呼救反应时间仍然较长，抢救半径过大；区域性的乃至全国统一的急救网络尚未建成，以致一些重大抢救在医务人员、药品和器材的调配上，仍然存在着依赖于“运气”的被动局面。此外，中小城镇的急诊急救机构也远未得到规范与完善。②装备不好。相当一部分医院用于急救的救护车状态不良，抢救器械陈旧或医疗不全，无通讯设备，致使呼救反应时间延长或使院前抢救流于形式。③宣传不够，公众对急诊医学服务体系及急救常识所知甚少。

为了有效实施院前急救，必须掌握院前急救的全流程各组成要素的特点，有针对性地进行管理，才能保证院前急救工作的组织指挥顺畅，救治迅速有效。

1. 通讯指挥系统

为了有效实施院前急救，建立完善的通讯指挥系统是首要的基础工作。通讯系统必须 24 h 有人值守，并且与电信部门建立紧急查询的机制。车载、机载通讯设备应具有较强的抗干扰性和带宽。院前急救的通讯系统还应与医院或相关机构保持通畅的直达联系网络。

2. 急救车辆和车载急救设施

车辆必须保持随时待发的良好状态，应有空调和保暖装置。车载急救设施应包括氧气输入、复苏、辅助呼吸、除颤、运输工具、骨折固定器械、产妇器械、照明设备及各类急救、护理器具，包括便盆、尿壶、厕纸、呕吐袋都应备全，并且要建立严格的逐日清点和检查制度。

3. 急救人员的训练

应当明确的是急救车上的急救人员不能等同于医生、护士。在我国的一些地区存在着很大的误区，即混淆了这两类人员的区别。对于专职急救人员应有专门严格的急救训练，从观察伤情、判断处理到固定搬运的每一个细节都应十分规范，这样才能保证人员在混乱的灾难现场，沉着熟练地按医学程序进行有条不紊地抢救。此外，急救人员应穿规定的制服，有严格的纪律和职业道德。

4. 急救工作要适应本地区患者特点

院前救护的设备、人员专业知识、药品器材种类要适应地区的特点。

第三节　门诊管理

一、门诊概念与特点

1. 门诊概念

门诊（outpatient）是直接接受患者进行诊断、治疗和开展预防保健的场所，是医院和患者接触时间最早、人数最多的部门，是医院工作的重要组成部分。

2. 门诊特点

（1）门诊是方便而又经济的医疗服务场所。对患者来讲，定期或不定期到医院来进行检查和治疗；对医院而言，门诊所需要的人员编制、建设资金和医疗成本（medical cost）都低于住院部。与住院比较，门诊是既能达到医治疾病的目的而又对患者生活影响不大和经济有效的一种医疗服务形式。

（2）门诊环节多而复杂。门诊是一个功能相对齐全的有机整体，挂号、候诊、诊断、取药、治疗及化验检查，是一连贯的流程。据调查，一般门诊每位患者平均在门诊停留时间为 1～15 h，而医师直接诊察患者的时间仅 10～15 min。

（3）就诊时间短，技术要求高。城市大医院门诊患者量多，病种和病情复杂绝大多数患者接受医师诊治时间很短，同一患者很难达到由同一医师连续诊治，医生难以系统观察，给患者诊治带来困难。

（4）易造成交叉感染。门诊每天有大量的患者、陪伴者、健康检查者在此聚集进出，成为人群混杂的公共场所。急慢性病、感染性疾病、流行病甚至烈性传染病掺杂一起，极易造成患者之间、患者与健康人群之间特别是婴幼儿、年老体弱、抵抗力低的人的交叉感染。

3. 门诊功能

（1）负责组织完成患者的门诊诊疗工作。对病情不适宜在门诊处置的患者，要收入住院或转院治疗。

（2）承担基层送诊单位转来患者的会诊。要充分发挥基层医疗单位的技术与能力，有的患者在明确诊断和治疗方案后，应转回基层医疗单位处理，也可留本院治疗，必要时转往有关医院。

（3）负责相关人群的疾病普查、预防保健、疾病诊断、鉴定等各项工作。

（4）积极开展医疗保健咨询和技术指导工作。运用各种形式进行卫生知识、疾病的防治、优生优育，以及卫生法规的宣传教育工作。

（5）加强传染病管理。对传染病或疑似传染病患者实行严格的隔离制度，并做好一切消毒工作，以防传染病进一步扩散。要认真填写疫情报表，及时上报。

（6）开展计划免疫和健康教育。

二、门诊类型与布局

1. 门诊类型分为综合医院门诊、专科医院门诊和中医院门诊。

2. 门诊布局

（1）街巷式：从门诊综合大厅到各科室候诊区之间通过街来联系，各科室的内部通道则为“巷”。

（2）庭廊式：由围绕庭院的通道来联系各个诊室，是围和散相结合的一种组合形式。

（3）套院式：一些大型或特大型门诊，由于层数限制，又强调良好的自然通风采光和庭院绿化，因此受四合院民居的影响，平面多成“日”“四”“田”“曲”等形式。

（4）厅式组合：就是通过门诊综合大厅直接与各科室候诊区联系，减少中间环节，科室位置一目了然，此种组合常用于小型医院。

（5）板块式组合：是平面极为紧凑，缩短流线，提高效率的一种组合形式。

三、门诊就诊流程管理

门诊就诊流程遵循“以患者为中心”的原则，必须从方便患者出发，力求诊疗过程简便、连续、高效。

1. 预检分诊

就诊时首先要进行预检分诊，可以避免浪费患者时间，提高医院工作效率；及时发现危重患者，保障患者安全；也能及早发现传染病患者防止交叉感染，例如儿科。一般医院设立咨询处，部分起到了预检分诊功能。

2. 挂号

这是为了保持就诊秩序和建立就诊关系必需的记录。挂号也是患者与医院之间正式建立就医法律责任的依据和起点。

3. 预约挂号

预约挂号服务是一项重要的便民服务措施，可减少患者排队挂号及就诊的时间，一定程度上缓解了患者看病难的问题。

4. 候诊

患者挂号后到相应门诊科室候诊。门诊护士要维持好候诊区的秩序，安排患者依次就诊，进行必要的检查；对病情较重较急的患者及时安排优先就诊：回答患者提出的相关问题，对患者进行健康教育；对可疑传染病患者采取及时措施；保持门诊环境的有序、安静和卫生。

5. 就诊

就诊是门诊的中心环节，也是患者来院的主要目的和要求。候诊区护士按顺序把患者分配到诊室，复诊患者最好安排原诊治医师接诊。医师询问有关病史后进行检查，必要时进行化验和特殊检查，医师根据病情及检查作出初步诊断。

6. 医技科室检查及治疗

在诊疗过程中医师认为需要进行检查或检验时需开出检查或治疗申请单，嘱咐检查或治疗前的准备注意事项。对于某些较为复杂的项目，通常采取预约的方式。

7. 结算

需要做检查检验的患者可到收费处交费，也可采取预付费。有些医院推行了“先诊疗，后结算”模式。

8. 取药

患者取药是门诊工作的重要环节，门诊医师必须严格执行处方制度。药剂人员严格按规定审查处方，发药前认真核对药品名称和患者姓名等。

9. 离院或入院

患者经诊断，治疗即可离院。有的患者因病情需要住院治疗的，应签发住院通知。

四、门诊服务管理

门诊作为医院的服务窗口，它的服务水平如何，在一定程度上反映着整个医院的管理水平。以患者为中心，提供以人为本的门诊服务，是医院创新经营和应对医疗市场竞争的关键。门诊服务管理应围绕门诊环境、门诊服务流程、门诊人员、患者投诉管理等几个方面进行，以达到患者满意为目标。

（一）门诊环境管理

门诊环境包含了公共环境、诊区环境、诊室环境、检查区域环境等；环境的管理涵盖了门诊各区域的绿化情况、公共区域的卫生及便民设施设置、标识系统等。设置自助机，可实现自助挂号、自助缴费、自助打印检查结果的功能，有效解决各类排长队的情况；提供候诊椅、饮用水、花镜、轮椅等便民设施，满足患者的各种需求；绿色植物、墙壁装饰物等可以同时满足创造温馨环境，缓解患者心理压力的需求；标识系统对医院门诊而言非常重要，好的标识系统一定能够引导初次到院就诊的患者有条不紊地完成就医过程。

（二）门诊服务流程管理

门诊服务流程涵盖了在门诊范围内提供服务的所有环节，在流程设计上应以患者为中心合理进行调整。医院应当成立专门的部门牵头进行管理，否则很容易造成医院各个科室以自身工作便利为前提，给患者带来不便。为解决患者挂号候诊等候时间长的问题，医院可以提供预约诊疗、分时段就诊的服务流程，该流程的改进涉及门诊所有的科室。如果仅一个科室进行，则达不到改进工作的目的。

（三）门诊人员管理

所有的服务归结到最后都离不开人的参与，门诊服务水平的好坏也取决于门诊人员的管理。门诊人员素质既包括人员的医疗专业素质，如患者紧急救助诊疗方案制订、检查等，也包括人文素质，如与患者的沟通技巧、礼仪规范、服务态度等。为保证工作人员能够为患者提供优质的服务，医院应对工作人员进行系统培训，使工作人员掌握正确的工作流程和工作技巧。医院还应根据工作内容制订相应的考核指标，以评价工作人员的行为。

（四）门诊患者投诉管理

门诊患者的投诉是医院管理者发现实际问题、推进工作的有效途径、管理者应对该项工作加以重视。应设置专门的部门来接待患者并及时作出反馈，这既决定了医院门诊工作能否做到持续改进，也影响了患者对该医院的忠诚度。

第四节　住院诊疗管理

一、住院诊疗概念与特点

住院诊疗（in-patient treament）是指患者经由门（急）诊诊疗后，由于病情复杂或者情况危重，需要收入病房（in-patienward）进行进一步的检查和系统诊治的治疗过程。住院（in-patient）诊疗的患者一般是在门诊诊疗过程中无法确诊，或者经确诊需要进一步的系统治疗甚至手术才能控制病情，因此，住院诊疗患者往往比门诊诊疗患者的病情更重、更复杂，整个诊疗过程也对临床医师的诊疗水平、辅助诊疗部门的协同能力、临床护理水平，乃至医院管理部门的统筹协调能力都有着更高的要求。

住院诊疗工作是医院医疗工作的中心环节，工作量繁重，医疗风险较高。医患活动的主要场所就是病房。因此，住院诊疗也能更集中地反映一个医院整体的医疗质量和水平。

住院诊疗特点：

1. 诊疗过程需要在观察或监护下进行大多数患者在门诊或家庭治疗即可只有少数患者诊断不够明确，需要进一步观察或做进一步检查，或者治疗处理比较复杂，或者病情较重，或者需要隔离治疗等，才需要住院诊疗。所以，病房应有较强的医疗力量，有严密的工作制度和程序，及时地对患者做出正确的诊断和治疗。

2. 诊疗过程系统性要求较高住院诊疗要求对患者进行系统的、全面的连续的、有计划的观察、检查和治疗。

3. 需要医院内部各部门及各级医师协同工作住院诊疗过程中需要临床各级医师和各专科医师之间、辅助诊疗部门（包括各种诊疗设施）和护理部门协同地、综合地为患者服务，发挥集体协作医疗的功能。

住院诊疗可以最大程度地获取疾病诊断所需要的基本资料，包括实验室检验检测结果、生命体征等连续的监测结果和各专科各级医师的诊疗意见等，因此能够更迅速而准确地判断病情、明确诊断。同时，加之专业的临床护理和病房内统一有序的住院管理，在最大程度上有利于患者病情的控制、诊疗过程的进行并取得预期治疗效果。

二、科室及病房设置与布局

科室设置应与医院的功能、任务和规模相适应。卫生部《医疗机构基本标准（试行）》[卫医发（1994）第 30 号] 对一级、二级、三级医院的临床医技科室设置做了明确的规定。对于一级医院，临床科室至少设有急诊室、内科、外科、妇产科、预防保健科，医技科室至少设有药房、化验室、X 线室、消毒供应室。对二、三级医院，要求具备必要的一级科室和建立相应的二级专业分科，还要求具备一定数量的重点专科和重症医学科。

病房是为患者提供住院诊疗服务的基本单元，是患者停留时间最长的医疗空间。病房应保持秩序良好，做到整洁、安静、舒适、安全；室内细菌含量，室内采光、色彩设计均应符合卫生学标准，病房噪声不能超标，创造舒适宜人的病房空间。

不同级别医院病房建筑结构、设备设施及人员数量要求不一样：一级医院每床建筑面积不少于 45 平方米，每床至少配备 0.7 名卫生技术人员，病房要具备心电图机等基本设备，每床单元必备设施应达到规定要求。二级医院每床建筑面积不少于 45 平方米，病房每床净使用面积不少于 5 平方米，每床至少配备 0.88 名卫生技术人员，每床至少配备 0.4 名护士，病房基本设备与每床单元设备要达到相应要求。三级医院每床建筑面积不少于 60 平方米，病房每床净使用面积不少于 6 平方米，每床至少配备 1.03 名卫生技术人员，每床至少配备 0.4 名护士，病房基本设备与每床单元设备要达到相应要求。

病房组织作为诊疗组织的基层单位，处于运行系统的中心地位。病房诊疗单元，应直接受科主任与科护士长领导。一个诊疗单元内根据具体情况设病床若干张，可分成若干诊疗小组，固定住院医师负责一定床位数量患者，由住院医师、主治医师、主任医师按比例组成三级管理结构，实施三级医师负责制，并配置相应护理人员组成医护小组，医护协同配合诊治患者。

三、住院诊疗业务管理

（一）患者入院流程

1. 患者在门诊或急诊处就诊时，接诊医师根据患者病情决定是否入院治疗，需要住院者开具“住院通知单”。

2. 住院处工作人员按照医生开具的住院通知单，办理患者入院手续，核对患者有效身份证件，准确录入患者各项信息，确保患者住院实名制。

3. 住院处工作人员应按照医院的规定收取住院预交金，打印预交金收据每日终了，及时结账、打印预交金报表并清点当日所收款项，上交财务部门或送存银行，做到日清月结。

4. 患者在办理住院手续后到接诊室，由接诊室护士在测量体温、检查身高体重等基本信息后送入病房。急诊患者则由接诊室护士从急诊科接送到病房。

5. 病房护士接收患者，进行登记、安排床位，对患者或其家属进行健康宣教，并通知值班医师接诊。

6. 主管医师查看患者，询问病史，书写首次病程记录，并开具入院医嘱和检查单。

（二）患者出院流程

1. 病房主治医师以上职称医师综合评估患者病情后决定出院，开具出院通知单及出院医嘱。完成病历书写工作，包括相关医学证明。

2. 护士通知患者出院，通知药房准备患者出院带药；向患者进行出院健康宣教指导，并陪送患者出病房。

3. 患者或家属携带预付款收据、医疗保险卡及其他相关证件到住院处办理出院结算手续。结算完毕后，住院处工作人员将住院收费专用收据、住院费用明细清单、诊断证明书等单据交付患者。患者根据需要可去病案科复印病历资料。

办理出院结算时，收回患者的预交金收据；根据核算金额，开具住院收费专用收据；住院费用和预交金相抵后，多退少补。患者办理出院手续之前，住院处工作人员要核对医生开具的出院医嘱，确保患者的住院费用结算准确，严格按照物价政策收费，做到不多收、不漏收。每日工作结束，住院处工作人员及时结账，打印住院收入日报表、结算预交金报表等单据并清点当日款项，上交财务部门或送存银行，做到日清月结。

（三）住院诊疗处理措施

住院诊疗管理是指为住院患者提供良好的医护服务实行的以住院诊疗管理为中心的全过程管理活动，包括对住院诊疗组织结构的设计，医疗质量的监控，医务人员实施诊疗活动行为规范、诊疗技术的应用管理，规划提高住院诊疗整体水平的目标管理等。

住院诊疗管理措施是指为了确保住院诊疗工作制度得以落实完善，以及持续改进，使其充分发挥效用，提高住院诊疗管理的质量，由医疗管理部门所开展的检查、监督、反馈、激励，管理服务等活动。

住院诊疗管理措施的内容是指医疗管理部门对住院诊疗的十六项核心工作制度的开展情况进行检查，监督、反馈，激励，以及提供管理服务。

1. 检查

医疗管理部门对各个临床科室病房进行定期的检查。检查内容包括医师资质及在岗情况、医师对 16 项核心制度的知晓情况、16 项核心制度的落实情况、16 项核心制度完成的质量情况、10 大项核心制度的开展是否有持续改进的体现等。

2. 监督

医疗管理部门对各个临床科室的住院诊疗相关指标进行监测，要求各个临床科室定期上报。监督的指标包括平均住院日、病床使用率、术前平住院日、临床路径相关指标、抗菌药物使用情况。

3. 激励

医疗管理部门根据对各个临床科室的检查情况，对完成好的科室提出表扬，对未能达标的科室扣发当月奖金予以惩戒。

4. 管理服务

医疗管理部门要为临床科室住院诊疗工作的开展提供相应的管理服务，减轻医务人员工作负担，规范医务人员工作流程，提高医务人员工作质量。管理服务包括承担科室之间、科室与院领导以及科室与卫生行政部门的协调沟通的任务。

（四）住院诊疗业务管理

住院诊疗工作是医院医疗工作的中心环节，工作量最大。住院的患者，一般病情较重和复杂，需要进行系统的检查和治疗。住院诊疗工作集中地反映医疗质量和水平，是医院管理的主要对象。

住院诊疗业务工作即指为了完成住院患者的诊疗任务而由科室、病房或专业组实施的一系列临床活动，比如检诊、病历记录、查房、会诊、病例讨论、治疗计划、医嘱、晨会、值班、抢救、随访等。住院诊疗业务管理即指医疗管理部门制定一系列规章制度并督促落实，以确保上述临床业务活动的高效有序开展。

1. 住院诊疗业务活动

（1）检诊及病历书写

①检诊是病房医护人员对新入院患者进行的初步诊察工作，采集病史、体格检查、辅助检查等以了解病情、明确诊断，提出有效的治疗方案。对复杂、疑难病例，经过检诊，也应提出初步入院诊断及进一步检查治疗方案。检诊工作要求及时、认真、准确、全面。

②病历是指医务人员在医疗活动过程中形成的文字、符号、图表、影像、切片等资料的总和，包括门（急）诊病历和住院病历。它是患者在医院进行诊断、治疗经过情况的记录，是完整的医疗档案，具有法律效力。因此，必须重视病历的书写和保管工作，提高病历质量。

病历的质量检查：各级医师要结合查房、会诊和病例讨论，对下级医师所写病历进行必要的检查，入档病历由各级医师审签。要建立健全病历质量检查制度，经常开展病历质量检查评比活动，开展病历书写的基本功培训。

（2）查房：查房（ward ispection）是病房最基本、最重要的医疗活动。它是提高医疗质量的重要环节，要严格执行卫生部的有关规定，实行三级医师查房制度。

查房目的：及时了解患者病情、思想、生活等情况，进一步明确诊断，制定合理治疗方案和观察治疗效果，并做好患者思想工作，同时检查医疗护理工作完成的情况和质量。还可结合临床实践进行教学，培养医护人员。

查房的方式：一般医院查房方式按时间分有上午查房、午后查房、夜间查房，按查房目的分有例行查房、重危患者查房和教学查房，按查房规模分有医师个人查房、专业组查房、全科查房。

查房工作要求：主任、主治医师和住院医师的查房必须按规定进行，要及时严谨、认真、周全，要重视患者的体征、主诉以及思想状况。查房前要自下而上充分准备相关病历资料和设备，查房中要自上而下严格要求。并做好病房管理，保持查房过程中安静、整洁、有序。查房时，主管医师报告病历应重点突出、简明扼要，明确提出需要解决的问题；查房后应详尽记录上级医师的意见和决定。

（3）会诊与病例讨论

①会诊（consultation）是指非患者主管医师被邀请为患者诊疗工作提供诊疗意见的临床活动形式，其目的是帮助解决疑难病症的诊断和治疗，是发挥综合性医院协作医疗功能的重要方式。通过会诊能够集思广益，及时确定诊断，制订有效的治疗方案。

会诊的形式：有科内会诊、科间会诊、全院会诊、院外会诊、急会诊。

会诊注意事项：要掌握会诊指征，明确会诊目的，设定会诊程序，提高会诊质量。要指派主治及以上职称医师做好完善的会诊记录，会诊记录与整理的材料，均应纳入病历中保存。

②临床病例讨论是病房基本的医疗活动，应形成病房诊疗工作的一项基本医疗制度。它也是提高医疗质量、培养医护人员的重要手段。

根据临床医疗或教学的需要，可分为新患者讨论、疑难病例讨论、术前术后病例讨论、危重患者讨论、出院病例讨论、死亡病例讨论、临床病例讨论、教学病例讨论等。

上述各种讨论的目的、要求不同，讨论方式、内容、参加人员也不同。可定期或不定期召开，也可一个科或多科联合举行，一般均由主任医师（或者是副主任医师、科主任）主持，认真讨论，做好记录，必要时要及时反馈给相关人员或部门。会诊及病例讨论的质量，综合反映一个医院的医疗质量和学术水平。

（4）治疗和医嘱

①治疗是指治病的方法和手段，是诊疗业务中最根本的医疗活动。它的范围甚广，一般可分为药物治疗、手术治疗、物理治疗、营养治疗、康复治疗、心理治疗等。这些治疗的方法、程序和质量，都要求有常规规定。住院治疗由医嘱形式提出，各种治疗方法和方案一般由临床医生决定。随着医学专业化分工的发展、一个医生不可能深入掌握各个学科的专业发展知识，趋势是诊疗技术部门更紧密地与临床相结

合，越来越多地参与临床诊疗方法的确定。如临床药学、临床营养学、影像引导介入技术等，临床护理学也将发挥越来越重要的作用。

②医嘱（mediеal order）是指医师在医疗活动中下达的医学诊疗指令。它是医师对患者的有关诊断、治疗、护理工作的决定和要求，是医疗信息传递的渠道。病房中采取的各种医疗方法，常以医嘱形式实施，因此，医嘱已形成一种医疗制度。

医嘱种类分为：长期医嘱、临时医嘱、备用医嘱。

执行医嘱要求：医嘱是关系患者生命安危的大事，因此不论下达医嘱或执行医嘱，都要十分严肃认真、周密考虑，确保万无一失。下达医嘱后，应复核；执行医嘱时要认真进行查对，严格执行相应的技术操作规程。要按医嘱制度及医疗格式认真准确填写各项目，项目要齐全，字迹要清晰。

查房后要尽早下达医嘱，以便执行者做好复杂处置的准备工作。下达医嘱应层次分明、内容清楚、准确。每次医嘱应当只含一个内容并注明下达时间，应当具体到分钟。医嘱不得涂改，如必须取消时，应用红笔墨水标注“取消”字样并签名。一般情况下，医师不得下达口头医嘱。因急危患者抢救需要下达的口头医嘱，护士应当复诵一遍，抢救结束后医师应当即刻补记医嘱。

（5）晨会与值班：晨会和值班的基本目的都是为了保持医疗工作的连续性。

①晨会也称交接班会，它是临床科室一天医疗工作的开始。由主任医师（主治医师）主持，全科医护人员参加，夜班值班人员报告患者流动情况和有病情变化的患者、新入院患者、重危及手术前后患者、特殊检查患者的病情变化情况，时间一般不超过 15 分钟。必要时传达上级指示，布置科内工作，时间一般不超过 30 min。

②建立、健全值班制度。各科室实行昼夜值班制度，值班人员必须坚守岗位、履行职责。值班医师负责全科的临时医嘱、急症手术、急会诊和危重患者的观察、治疗并记入病程记录，对新入院患者进行初步检诊、下达医嘱并立即填写首次病程记录，扼要写明病情诊断和处理意见。遇有重大问题，要及时向上级请示报告。危重患者要进行床头交接班。

医院应当实行住院医师 24 小时负责制和总住院医师制度，强化住院医师培训和值班制度的管理。

（6）死亡患者的处理工作：患者经全力抢救，抢救时间达到规定时间，负责抢救医师应认真检查，检查结果达到死亡标准，才能确定患者已死亡。应填写好死亡通知单，送往住院处。由值班护士进行尸体处理后，送太平间。死亡记录要遵照卫生部和国家中医药管理局颁布的《病历书写基本规范》，准确写入病历中。死亡记录是指经治医生对死亡患者住院期间诊疗和抢救经过的记录，应当在患者死亡后24小时内完成。它包括入院日期、死亡时间、入院情况、入院诊断、诊疗经过（重点记录病情演变、抢救经过）死亡原因、死亡诊断等。按规定应在一周内召开死亡病例讨论会。为了不断提高医学科学技术水平，尽可能进行必要的尸体解剖及病理讨论。

（7）随访工作：随访工作是医疗工作的一个重要组成部分，对疗效的观察和医学科学研究都有意义，特别是观察患者的远期疗效和转归。在随访的同时，要对患者进行必要的保健指导。

随访要有针对性和计划性，根据随访的目的确定随访病种和随访对象，对于需动态观察病情、确保治疗目的的患者，要做好家属健康宣教工作，严密观察病情，及时与医师沟通，协同医师做好随访医疗工作，对于因医疗科研工作需要的随访工作，随访的病种和对象不宜过多，选择最典型的病种和便于追踪的患者进行随访。应先制订随访计划，根据需要确定随访对象、数量、内容和标准等。随访方式和时间应根据病种和科研要求而定，可分门诊随访、通讯联系、家庭随访和住院检查，其中应以通讯联系为主要方式。随访工作是一项科学性较强的工作，科内要指派专人负责。

2. 医院诊疗业务管理要点

（1）以三级医师查房制为管理核心，建立以临床业务活动为重点的诊疗体系在院诊疗需相对固定医师，为保证医疗质量和医疗安全，必须实行三级医师（主任医师、主治医师、住院医师）负责制，并按一定比例配置三级医师的数量。他们各有规定的责任，互相构成诊疗工作体系，由上而下逐层指导，由下而上逐层负责。住院诊疗业务管理的重要任务，就是建立完善的岗位责任制度及激励机制并贯彻落实，充分落实三级医师查房制的各项要求，确保其发挥应有的医疗保障功能，在医疗活动中起到保证医疗质量、不断提高医疗水平、促进业务技术发展、保障医疗安全的作用，同时，对于加强科室的医务人才队伍建设亦有重要的意义。

（2）加强住院医师规范化培训工作。住院诊疗业务活动内容多、范围广、层次深、要求严，因此对于住院医师尤其是新任职住院医师而言，要充分掌握并完全理解是一项并不容易的任务，而住院诊疗业务活动是每一个医师一生行医生涯的基础，是必不可少的方法学和临床活动模式，因此必须严格掌握各项临床业务活动的要求。故而医院管理部门应当制订完善的住院医师规范化培训方案，并定期考核评估，确保每一名住院医师都得到系统规范的临床培训。

（3）加强检查和激励工作。住院诊疗业务活动方案制订出来并不难，但受临床各种因素的影响，要完全落实却并非易事，故作为医疗管理部门，开展定期和不定期检查工作则显得至关重要，要建立检查制度，检查前制订详细的检查方案，检查中发现的问题必须责令科室整改，并建立相配套的奖惩制度，检查中发现的优点予以奖励，发现的问题给予一次改正机会，下次再犯必须严惩，奖惩制度一定要保证落实，以此激励医师在住院诊疗业务活动中主动意识的加强。

（4）重视住院医嘱制度。医嘱是各项各类住院诊疗活动的基础，是医疗工作的重中之重，因此必须高度重视住院医嘱工作。从医疗管理部门制定医嘱管理制度，从信息管理部门制定医嘱信息管理制度，加强临床医护人员的医书写培训，建立医嘱差错惩罚机制，确保各项临床医疗活动通过医嘱准确无误地施加于患者身上

（5）重视差错、事故登记报告处理制度。住院诊疗业务活动集面繁多，所涉环节众多，发生差错、事的风险较大，因此要建立差错，事故、医疗安全隐患报告处理制度，凡发生医疗差错，事故或可能是医疗差错、事故的事件，当事人应立即向本科室负责人报告。科室负责人及时向医务科或护理部等相关职能部门报告。发生严重差错或医疗事故后，应立即组织抢救，并报告医疗管理职能部门、院领导。对重大事故，应做好善后工作。当事人及所在科室应主动填写差错登记表或医疗事故登记表。

（陈建水　王艳　沙艳荣　孙传传　王建建）

第二章　医疗安全管理

第一节　医疗安全概述

医疗安全管理是医院管理的重要组成部分，是减少和杜绝医疗纠纷的关键，也是医院管理的难点和医疗质量高低的重要标志之一，在大量的医疗活动中，医疗安全伴随其中，稍有不慎就会造成差错，甚至酿成事故。加强医疗安全管理，防范医疗差错和事故是我们长期以来不可忽视的永久性问题。

一、医疗安全管理的概念

患者在医院医疗过程中，凡是由于医疗系统的低能状态或医疗管理过失等原因而造成安全范围以外的心理、机体结构或功能上的障碍、缺陷或死亡，均属医疗不安全。

医疗安全或不安全是相对的，不同时期、不同的主客观条件有不同的标准，在制定医疗安全标准时，应以时代所允许的范围与限度为依据。如限于当时的医疗技术水平和客观条件，发生难以预料的意外或难以避免的后遗症时，不能认为是医疗不安全。

二、医疗安全的重要意义

1. 医疗安全是实现优质医疗服务的基础

优质医疗服务的基础是医疗安全。医院的优质服务是要全面满足患者及其他服务对象生理健康、心理健康和文明服务需求的全方位质量要求。医疗安全是医疗质量的基础组成部分。同时，医疗的不安全会损害社会对卫生系统的信任，降低患者的满意度，而且会带来卫生费用的浪费。2000 年，美国研究数据显示医疗失误每年带来 170 亿 ~290 亿美元的额外医疗支出。

2. 医疗安全是患者选择医院的重要指标

随着我国医院之间竞争的加剧，医院要争取患者，首先要保证有经得起选择的医疗质量。而医疗安全是医疗质量的首要质量特性，一旦出现医疗不安全，患者的需求就不能得到满足。

3. 医疗安全是保证患者权利得以实现的重要条件

患者的生命健康权是患者的重要权利。医疗的不安全是对患者生命健康权的损害，只有实现了医疗安全，患者权利的实现才有可能。

4. 医疗安全能产生高质量的医疗效果

医疗保健活动可能产生正反两方面截然不同的结果，它可能使疾病向好的方向转化，亦可能朝着不好的方向转化。无论何种结果均是多种因素作用于医疗活动的效果。而医疗不安全因素可使治疗效果向反方向发展，也可终止正方向的发展。医疗安全和医疗效果是并存于医疗活动中的因果关系，没有完善的医疗安全措施，要取得良好的医疗效果是不可能的。

5. 医疗安全直接影响社会效益与经济效益

由于医疗不安全会带来延长病程和治疗方法复杂化等后果，不仅增加医疗成本和经济负担，有时还因医疗事故引发医疗纠纷，承担经济和法律责任，影响医疗院的社会信誉和形象。

6. 完善的医疗安全管理直接影响医院内部保健管理

医疗安全除保障患者的人身安全外，还包括医院从事医疗护理及医学工程技术等人员的健康与安全。医疗场所的各种污染、放射性危害、物理化学有毒制剂等，也会对院内工作人员和社会群体构成危害。只有健全完善的医疗安全管理，才能保证工作人员健康，更有效发挥医院的功能。

三、影响医疗安全的主要因素

1. 医源性因素

医源性因素主要是指医务人员的言行不当给患者造成的不安全感和不安全结果。医务人员因责任心不强而发生事故，其后果显而易见，危害较大。医务人员的职业道德、思想作风对医疗安全与否起着很大的作用，有时起着决定性作用。

2. 医疗技术因素

医疗技术因素是指医务人员技术水平低、经验不足或协作不好而对患者安全构成的威胁。由于技术原因而造成误诊、误治的案例不少。技术水平是一个很大的潜在不安全因素，当开展一项新的技术时，这个因素所起的作用将会更加显著。

3. 药源性因素

用药不当、药物配伍不当或无效用药都可能给患者带来危害，形成药源性疾病，造成患者不安全后果，有的还可能对下一代产生不良影响。

4. 院内因素

院内感染，特别是医院外源性感染、环境污染、食物污染、射线损伤等均属于直接影响医疗安全的因素。

5. 设备器材因素

医疗设备器材品种不全、性能不良、规格不符不配套，供应数量不足、不及时、质量不好，均会降低技术能力，影响医疗效果，有的直接危害患者机体，形成医疗不安全因素。

6. 组织管理因素

医院内部纪律松散，管理约束机制不健全，要求不严格，工作责任心不强，思想觉悟低，规章制度不落实，业务技术素质不高，设备物资管理不善，院内感染防控制度措施不到位等，都会成为影响医疗安全的组织管理因素。

四、防范对策

1. 加强职业道德教育，不断改进服务态度

学习与运用心理学、社会学和伦理学是避免医患矛盾、防范医疗事故和纠纷、保证医疗安全的重要措施。医务人员应重视医学模式的转变，重视心理、社会因素在疾病发生、发展及治疗中的作用，懂得患者心理、经济条件、家庭关系、风俗习惯、文化程度、人格个性等社会因素对患者和疾病的影响。要体贴关心患者，使患者感到亲切温暖，有信任感和安全感。养成良好的服务态度，建立良好的医患关系，不仅有利于患者的康复，也是医疗安全防范的重要方面。

2. 加强业务培训，不断提高医务人员的素质

通过医学教育、理论知识更新、技术传帮带、业务考核、抓人才队伍建设，形成浓厚的学术氛围，只有加强医务人员的业务培训，才能有效地防范技术性事故的发生。

3. 加强规章制度的管理，不断提高医疗安全防范能力

医院的惯性运行靠一套完整的规章制度，特别是各级医务人员职责、各项医疗疗工作制度、各种技术操作常规、各类技术标准的执行，应作为院、科两级管理的重

点，保证医院各项工作按制度化、常规化、标准化、规范化运行。医院领导、职能部门和科室要不断加强教育、检查监督、出台措施和办法，严格奖惩制度，对医疗事故纠纷易发科室、易发环节、易发因素、易发人员等要做好重点防范工作。

4. 加强法制教育，不断增强维权意识

在医疗活动中，医务人员法制观念普遍淡薄，有的医务人员推诿、拒收患者而被追究责任；有的不履行知情同意手续；有的随意更改病历、遗失资料等。一旦出现问题，将有可能承担相应的法律责任。因此，要加强医务人员的维权意识，增强法律意识和法律观念，利用法律保护自身合法权益。在医疗活动中一切以法律为准则，不搞违规违法的医疗活动。在处理医疗纠纷中应以《医疗事故处理条例》为重要依据，依法按程序处理，不违背原则，不感情用事，真正维护医患双方合法权益。

第二节　患者的权利和义务

医患关系的话题已成为热门话题。医患之间缺乏相互信任的现象比较普遍，要改变这种状况必须明晰医患双方的权利与义务关系。在医患关系中，医生与患者应享有各自的权利和各自履行的义务。医患间的权利与义务是对立统一的，协调他们之间的关系是防范医疗纠纷的关键。

一、患者的权利

所谓患者的权利是指患者应该行使的权力和享受的利益。因为每个人都可能生病，但不一定就医，因此严格意义上说讨论患者权利问题应限于是患病并非医院就诊的人即医院的患者。医患关系基于信任，而不是商业买卖中明显的金钱考虑。但是，随着医疗费用的增加，现代技术提供的可供选择范围的增多，患者对医疗体系的期望与医务人员提供服务的差距的增大，使患者越来越把自己看作“消费者”。医生同患者之间的关系是消费者同提供服务方之间的关系还是特殊的服务关系，一直都是争论的焦点，2000 年 3 月 15 日的消费者权益日上我国卫生部就这一问题发表观点，认为医疗纠纷是一种特殊的民事纠纷，医患关系是一种特殊的民事关系。《消费者权益保护法》不适用于医疗纠纷的处理。医疗纠纷案例不应纳入“3.15”活动内容。“3.15”活动所依据的《消费者权益保护法》主要调整的是以营利为目的的经营者与消费者之间的关系，而公立医疗机构是非营利性机构，不能把医疗服务等同于商品交换中的普通消费服务。同时，医生与患者之间的关系有特殊之处。

1. 在医患关系中患者处于脆弱和依赖的特殊关系

患者在大多数情况下没有使他们自己恢复健康的知识和技能，不得不依赖医生的专门知识和技能，并且无法判断医生提供的医疗服务的质量。患者只能了解医生对他的态度如何。

2. 医生在治疗过程中了解患者的隐私

患者在治疗过程中为了治疗的需要把自己的一些隐私告诉医务人员。

3. 患者的求医行为隐含着对医生的信任

无论医患关系是特殊的关系还是消费者同服务提供者的关系，患者都有自身的基本权利。关于患者权利问题的讨论有 200 年的历史，在民权运动、女权运动和消费者权益运动中提出了患者权利的问题，医院是现代医学的中心，同时也是患者权利运动的中心。1789 年，法国革命国民大会规定一张病床只能睡一个患者，两张病床之间的距离应为 3 英尺，这是对患者权利早期的规定。18 世纪末和 19 世纪初，大多数西方国家对患者权利的讨论主要强调患者具有知情同意权，即除非是紧急的情况下，医务人员必须无条件做到把病情如实告诉患者或家属，将要进行的治疗方案和医学建议必须征得患者或家属同意后方能实施执行，医务人员在实施抢救治疗方案后也必须事后及时向患者或家属通报。第二次世界大战后，针对非人道的法西斯医学实验通过了《纽伦堡法典》，规定在进行医学试验时，首先需患者“知情”：没有任何隐瞒地把医学试验的内容告诉患者。其次是“自由意志”：患者是否同意做志愿者，应由患者自己决定，不得施加任何影响（包括压力、诱惑或误导）。1946 年，美国议会通过了要求医院必须符合一定标准才能行医的法案，从这一方案开始，美国政府、福利权益组织和医院评审联合委员会共同推动了美国患者权利的进展，肯定了患者是医院医疗卫生服务的消费者，医院必须在任何时候都要为患者提供公平的、人道的医疗服务，强调保护患者的隐私权和保密权，强调患者自愿参加治疗计划和教学研究计划的自主性，强调知情同意的必要性，提倡医院开展与患者进行富有成效的交流等观点。1972 年，美国医院协会制定的《患者权利法》是美国最早、最完整的有关患者权利的正式文件。欧洲对患者权利也比较重视，1948 年成立的英国国民医疗服务系统（NHS）的基础是以患者权利为中心，其 4 个基本点是：

①凡事以患者为重，向他们提供的各种服务必须符合已清楚界定的全国和区内标

准，并能反映出人民的意见和需要，《患者权利宪章》将致力确保国民医疗服务上达到最高的水平，使以上目标得以实现。

②提供的各种服务必须对大众健康明显有利，并较以往更加重视促进大众健康和预防疾病，可向就近的图书馆索取一份名为《国民健康》的文件参考。

③在实施《服务患者》和《照顾市民》等白皮书的建议后，国民医疗服务会因管理改善而发挥出更高的效率。

④尊重和珍惜受雇于国民医疗服务或在工作上与此有关的人士所拥有的技能以及他们的贡献。NHS还制定了《患者权利宪章》，规定每位英国公民都享有10项权利。我国也有一定的法律规范确认患者的权利。《宪法》《民法》等法律规定了作为公民的患者的基本权利，《产品质量法》和《消费者权益保护法》等规定了作为产品使用者和消费者的患者的权利，有关医疗方面的法规和规章规定了患者的特定权利。

二、患者的基本权利

患者拥有的基本权利包括：医疗权、自主权、知情同意权、保密权和隐私权。也就是对医务人员来说，他们有提供医疗服务，尊重患者的意愿、向患者提供必要的信息和取得患者自愿的同意，保守秘密和保护隐私的义务。

（一）患者的健康权和医疗权

医疗权是患者最基本的权利，是生命健康权的延伸。不能保证公民起码的医疗权，健康权就是一句空话。1948年，联合国大会通过的《世界人权宣言》中宣称：每个人有权使生活达到一定的水准，保证他自己及其家庭的健康和幸福，包括食物、衣着、住所、医疗和必要的社会服务。1966年，通过的《经济、社会和文化权利的国际公约》中进一步指出：本公约的签署国承认每个人享有可达到的身心健康标准的权利。本公约采取步骤实现这一权利，包括那些必要的步骤，如：减少死胎率和婴儿死亡率，以及促进儿童的健康发育，改善环境和工业卫生的各个方面；预防、治疗和控制流行病、地方病、职业病和其他疾病，创造条件保证提供医疗服务。

除了宏观上的医疗权和健康权，医疗权和健康权还有微观上的特定权利。其特定的权利包括6个方面。

1. 任何患者都享有医疗权利

指任何患者都有获得为治疗其疾病所必需的医疗服务的权利。治疗疾病所必需的服务是根据病情的严重程度不同而不同，病情的需要是一种客观的需要，不是患者或患者家属的主观需要。提供的医疗服务受到医学框架和医学发展水平的制约，受卫生资源分配水平的制约，但任何人都无权拒绝患者的就医要求。超出病情的要求不能成为患者的权利，这种超出病情的要求可以是多方面的，尤其是病情严重的患者或其家属可能会提出要求用某种药物、处方或手术去治疗患者，而这些药物或手术是未经验证或评估的，不能证明确实是有效的，采取这种疗法对医生来说，不是必须履行的义务。

2. 患者享有的医疗权应是平等的、公正的

患者在生病之后，不仅有医疗权，还要有平等的、公正的医疗权。平等的、医疗安全管理者的医疗权是指相同的疾病应获得相同的治疗。因此，医务人员不能因为患者的地位高低、权力大小、收入多少等而给予不同的治疗。但是，要达到完全的公平有时是不可能的，受到卫生资源的制约。为了解决这个问题，需要把卫生服务分为两个部分：基本医疗和非基本医疗。对于基本医疗应按需分配，而非基本医疗则可以按级别或支付能力分配。

3. 患者有获得被尊重的医疗服务的权利

尊重患者是每一位医务人员绝对的、无条件的责任和义务，也是体现医院服务根本宗旨的问题。患者在接受服务时应得到医务人员的尊重，并且自主权也应得到医务人员的尊重。

4. 患者有权监督自己医疗权利的实现

除了处于意识障碍或昏迷状态，患者都有权监督自己医疗权利的实现。患者有权从医务人员处知道自己疾病的性质、严重程度、治疗方案和可能的预后。当医务人员知道患者拒绝治疗可能会招致严重后果时，应对患者进行耐心解释并采取理解，而不能采取强迫手段要求患者接受治疗。

5. 患者有权拒绝治疗和拒绝参加医学实验

对医学实验的参与者必须遵守“同意和知情”的基本原则，患者有权拒绝参加医学实验，医生没有权利强迫其参加。患者出于种种理由可能会拒绝治疗，这是患者的权利。这时，医生应该考虑停止治疗对患者、家属和社会的影响。如果对其他的健康人和社会带来不利甚至威胁，应采取必要的措施强制治疗；如果对社会没有影响，则要尊重患者的权利，需要通过说服解释而不是以强迫手段让其接受治疗。

6. 患者拥有要求节省医疗费用并了解费用花费情况的权利

患者有权了解其医疗费用实际开支的情况，医院有责任解决患者在费用方面的疑

问。患者有权得到节省费用的医疗。

（二）自主权

患者的自主权是指患者就有关自己的医疗问题作出决定的权利。这些基于患者的自主性。自主性是指人经过深思熟虑就有关自己的问题作出合乎理性的决定并据以采取负责的行为。自主性包括以下4种含义。

1. 自主性是指一个人的自愿决定和行动，即不是在强迫、强制或不正当的影响（如威胁、利诱、欺骗）下作出的决定和行为。

2. 自主性是指在作出决定前患者知道面前有种种可供选择的方法，以及这些选择带来的种种后果，经过评价和权衡利弊，深思熟虑后作出的决定。

3. 自主性是指患者作出的决定是经过理智的分析，与其一贯态度和价值观念一致，而不是人们的一时感情冲动。

4. 自主性是具有行为能力的患者作出的决定。如果患者是未成年人或精神病患者则由其监护人作出决定。

虽然患者的自主权是患者的基本权利，但自主权不是绝对的。患者行使自主有时会与患者的其他权利和利益发生冲突，也会与其他人的权利和利益发生冲突，甚至与社会的利益发生冲突。在发生这些冲突时，要权衡利弊以决定是否保持患者的自主权。

（三）知情同意权

患者的知情同意权是在第二次世界大战以后人们反思战争中惨无人道的人体实验后提出的。因此，最初的知情同意权主要针对人体实验，随后对人体实验的知情同意原则延伸到临床治疗对待患者的权利方面。知情同意要求医生向患者提供需要他作出同意决定的信息，如告知患者治疗的程序，告知可能存在的危险等，为了帮助患者作出决定，医生需要向其提供有关的信息，并且保证患者是自愿作出决定，而且患者是有行为能力的。知情同意权是患者自主权的延伸，集中体现了医生对患者和患者自主权的尊重。有些医生因技术权威的思想，因此医生往往易忽略患者的这一权利。手术前的患者家签字是最常见的一种形式。不注意患者的知情同意权可能引起医疗纠纷和医疗事故。如有些医生在手术中更改手术方案却不事先征得患者或患者家属的同意，有的医生在向患者提供信息时为了让患者同意自己的方案而向患者隐瞒一些信息。

做好知情同意可以保护患者和受试者避免受到伤害，最大限度地保护并有利于社会中所有的人，有助于行使患者的自主权，有助于增进医患关系。

（四）保密权

患者的保密权包括两个部分：①对患者为了治疗疾病而提供给医生的各种个人秘密保密；②在某些情况下医务人员要向患者保守或暂时保守病情及其可能产生的不良后果。患者的保密权是自主权的延伸，对患者的隐私保密是医生的职业道德。

（五）隐私权

隐私是指个人生活中不愿向他人公开或为他人知悉的信息。隐私权是指公民享有的个人不愿公开的有关私生活的事实不被公开的权利。

三、法律权利

患者的法律权利指法律赋予患者享有的某种权益。对于患者拥有的法律权利，患者能依法来实施某种行为以满足自己的利益要求，可依法要求他人作出一定行为或者抑制一定行为以求自己权利的实现。患者拥有要求国家机关依据法律，运用强制手段来保护和协助实现其权利。

（一）生命健康权

生命健康权是人权的一部分，《民法通则》规定人身权包括生命健康权、姓名权、肖像权、名誉权等。生命健康权是人身权中最基本的权利，是指公民依法对自身所享有的生命安全和身心健康不受非法侵害的人身权利。因为医务人员在诊疗护理过程中的过失而给患者造成不良后果就侵犯了患者的生命健康权。

（二）肖像权

《民法通则》规定公民享有肖像权，未经本人同意，不得以营利为目的使用公民的肖像。公民具有肖像的占有权、创制权和使用决定权。如果医院或医务人员虽经患者本人同意拍摄和使用了其肖像，但其后改变使用途径或范围，例如由科存档转为广告，就构成了对肖像权的侵害。

（三）名誉权

《民法通则》规定：公民、法人享有名誉权，公民的人格尊严受法律保护，禁止用侮辱、诽谤等方式损害公民、法人的名誉。现在名誉纠纷日益增多，医院可能因为未经他人同意，擅自公布他人的隐私材料或以书面、口头形式泄漏他人隐私、导致他人名誉受到损害的，按照侵害他人名誉权处理。

（四）隐私权

隐私权是指公民享有的个人不愿公开的有关私生活的事实不被公开的权利。侵害患者隐私权的行为方式包括两个方面：①刺探或以其他方式（例如无故擅自私拆信件）了解患者的隐私；②泄露因业务或职务关系掌握他人的秘密。确定是否存在侵害隐私权并不是以故意或过失为要素条件，只要泄露了患者不愿公开的个人生活信息就可构成侵害隐私权。

四、患者的义务

患者在享受权利的同时也要履行相应的义务，这样才能更大程度上减少医疗不安全事件的发生。患者的义务有以下 8 个方面。

1. 有尽可能、及时就医的义务不要讳疾忌医，以致铸成大错。

2. 有准确提供医疗资料的义务

患者有义务尽自己所知提供现病史、过去史、住院史、用药史及其他有关情况的准确而完整的资料，并有义务向负责其治疗的医生报告病情变化。

3. 有遵从医嘱的义务

患者有义务遵照医生为自己所采取的治疗措施和检查安排计划；遵照医护人员执行医疗计划和规章制度时的嘱咐；还有义务遵守约定，如果不能遵约，则要及时通知主管医生或有关人员。

4. 有遵守医院各项规章制度与规定的义务

患者要协助医院控制和减少噪音、保持清洁安静、不吸烟、减少探亲来访人员等；有义务遵守医院的规章制度。

5. 有尊重医务人员及其他患者的义务

医患之间、患者之间都应互相尊重。不应轻视医务人员及其他患者，要尊重他们的人格，更不能打骂、侮辱医务人员。

6. 有按时、按数支付医疗费用的义务

患者不论以何种方式支付医疗费，都有责任按时如数交付，或督促单位前往医院交付，不能把经济负担转嫁给医院。

7. 病愈后有及时出院的义务

医院的床位和医疗资源有限，只有及时周转才能保证广大患者对医疗的需求，因而患者病愈后应及时出院。

8. 有协助医院进行随访工作的义务

有些患者出院后，还要继续跟踪随访观察治疗效果，这是医院对患者负责的表现，患者有义务配合随访。

第三节　医疗纠纷

随着人们对医疗服务的要求越来越高，以及法律意识和维权观念的不断增强，由各种原因引发的医疗纠纷数量明显增多，患方要求赔偿的数额也越来越大，医疗纠纷的处理已成为社会关注的焦点之一。在医疗实践中，如何提高医疗质量，保证医疗安全，防范医疗纠纷的发生，是医院近年来管理的首要问题。

国家卫生健康委统计数据显示，目前，全国每年发生的医疗纠纷逾百万起，平均每年每家医疗机构医疗纠纷的数量在四十起左右。尤其近两年来，医疗纠纷发生率明显上升，增长幅度超过 100%。现行《医疗事故处理条例》，针对医疗纠纷明确了 3 种处理方式：医患协商、卫生行政部门调解和诉讼。中国医院管理协会的统计数据表明，在数量庞大的医疗纠纷中，有将近 70% 的医疗纠纷仍然滞留在医院。也就是说，只有三成的医疗纠纷得到了解决。

一、医疗纠纷概述

所谓医疗纠纷是指发生在医患双方之间因患者对医务人员或医疗机构的医疗服务不满意而与医方发生的争执。其特征是医患双方对医疗后果的认定有分歧，分歧的焦点是对医疗后果（主要指不良后果）产生的原因、性质和危害性的认识差距，患者及其家属要求追究发生不良后果的责任并要求对造成的损害进行经济赔偿，这种医患之间双方的纠葛只有通过行政协调或法律裁决才能得以解决。要构成医疗纠纷必须满足纠纷的主体是医患双方，是因为不良后果产生的分歧，不良后果是因为诊疗过程中的行为造成的。例如患者同卫生行政部门之间的纠纷、同诊疗护理过程无关的不良后果都不属于医疗纠纷。

医疗纠纷是医患纠纷的组成部分。医患纠纷是指“医”与“患”双方之间发生的争执。医患纠纷可分为医疗纠纷和非医疗纠纷两大类。非医疗纠纷可以是院方确实存在侵害患者权利的问题，也可以是由于患者及其家属的行为不当所引起的问题。非医疗纠纷的典型情况如卫生技术人员未取得医疗机构执业许可而擅自开展的医疗服务行为、侵犯患者生命健康权以外的其他权利，包括名誉权、肖像权、隐私权、处分权、院方使用不合格产品及医疗故意等。

二、医疗纠纷的原因

随着社会经济的发展和相关医疗法律法规的出台，人们的法律意识和自我保护意识逐日增强，加上部分媒体对医疗行业不客观、不真实的报道，使患者及整个社会对医疗行业的要求越来越苛刻。近年来，一方面，医疗纠纷的发生率呈上升趋势，特别是基层乡镇卫生院，处理难度相对较大；另一方面，基层医院没有经济实力，一旦涉及医疗赔偿，往往更为被动。医疗纠纷严重干扰了医院的正常工作秩序，伤害了医务工作者的身心健康和工作积极性，也造成院方的经济和名誉损失。因此，探讨医疗纠纷的发生原因，增强全体人员的安全意识。医疗纠纷发生无职称、职务限制，因此应强调有的放矢，减少并预防医疗纠纷的发生是迫切需要的，原因归纳有以下 2 类。

（一）医院及医务人员方面的原因

1. 制度执行不严

医务人员对相关制度缺乏认识，上班时间脱岗，医疗文献、原始资料保管不善，病历书写不及时、不规范。交接班制度不严，特别是节假日期间，重症患者交代不清，造成隐患。

2. 医院内部管理欠缺

医院设备配备不齐，医务工作者自身素质不高，责任心不强，医疗水平不高，人为导致医疗纠纷的发生。

3. 医患之间缺乏沟通和信任

法律规定，患者对疾病有知情权，然而，患者及家属对疾病的发生、发展和转移缺乏认识，对于一些并发症没有预见性，一些预防性用药或检查不能理解，认为是乱开单、乱收费。还有处理医疗纠纷时的“举证倒置”，使医生不得不做全面检查以保留证据，致使患者及家属对医生产生怀疑，甚至不配合治疗，从而引发矛盾。

4. 医疗单位之间协调不够

有些诊所一味追求疗效和效益，诋毁、打压邻近医院，还存在严重的滥用抗生素的现象。许多患者都是在当地诊所治疗效果不佳才转入正规医院治疗，由于上述原因导致疗效差、疗程长，加上患者经负面洗脑，心理上对医院产生挑剔、抵触情绪，处于应激状态，医务工作者稍有不慎就会引发纠纷。

5. 医疗保险制度不健全

尽管我国的职工医疗保险制度和新型合作医疗制度取得了很大的成功，但也有单位以种种理由拒买职工医疗保险的情况，还有一些疗效好、价格高的药品却不在报销目录中，患者只有自己掏腰包，对于花费了高额费用而对疗效不满意的患者，难免会有情绪。

6. 医务人员工作积极性不高

由于医疗环境不理想，加上工资福利待遇不到位，直接影响了医务人员的工作积极性，为了生存，迫于无奈，在职人员转行、跳槽的不在少数，导致思想涣散，消极怠工。

（二）患者或家属方面的原因

1. 缺乏医学知识和对医院规章制度不理解

患者及家属对医学知识不够了解，认为进医院如同进商场购物，付费就能买到中意商品，不知由于个体差异的存在对疾病的治疗结果可能不同。一旦疾病预后不好或出现并发症，患者家属便把所有责任强加于医院而引发医疗纠纷。

2. 患者及家属不良动机造成的纠纷

极少数患者及家属企图通过吵闹来达到某些目的（经济利益）。

3. 患者对医学的期望过高

有些疾病会有后遗症，但患者及家属把此责任全部归于医生身上，因而引起了医疗纠纷。

三、医疗纠纷增长的原因及防范措施

（一）医疗纠纷增长的原因

1. 广大人民群众的法律观念和自我保护意识增强，遇到纠纷时会用法律的武器保护自己。

2. 有些医疗主体因为对物质利益的追求等原因造成医德水平降低，服务态度下滑，造成医疗纠纷。

3. 医疗技术日新月异，但新技术的使用还存在许多未知的情况，可能带来一些新的医疗纠纷。

4. 医患之间的关系因医疗保险的实施而呈现多元化。医疗保险的实施使来医患两者之间的关系变成了医、患和第三方之间的关系，可能带来一些新的纠纷。

（二）防范措施

1. 加强管理，调动职工的积极性。医务工作者要熟悉各项医疗法规，定期组织学习，做到依法行医。遵守各项规章制度，加强职业道德教育和爱岗敬业培训，严格进行交接班，做到接班的不到，值班的不走，确保岗位有人，防止突发事件的发生。各种抢救记录、病历等，应及时、准确地书写，并形成制度。

2. 改善服务态度，提高业务水平。医务工作者在工作时态度要和蔼，切忌生硬、粗暴，加强医患沟通，与患者多解释、多交流，要换位思考，真诚地关心、理解患者。院方定期派人员外出学习，参加培训，以拓宽知识面，加强与外界的知识交流，提高在职人员的医疗水平，同时提高并改善职工的工资和福利待遇，否则即使培养出人才也挽留不住。

3. 做好医疗单位之间的协调。院领导和主管单位要共同努力，不合法的诊所要一律取缔，正规医疗单位和社区服务站之间要相互配合，一切要从患者的利益出发，可以实行双向转诊，重症、复杂的患者转入正规医疗单位，好转、恢复期的患者再转入当地社区服务所，既方便了群众，又达到双赢的目的。建立和完善医患沟通制度，促进医患沟通，构建和谐的医患关系，它需要全社会的关注，只要每个医务工作者从我做起，树立以患者为中心、全心全意为患者服务的工作理念，对广大患者及全社会对医疗行业客观的理解和宽容，医疗纠纷会越来越少，医患之间也会越来越和谐、友爱。

四、医疗纠纷的处理

当医疗纠纷出现时，即医患双方对医疗后果的认定有分歧时，可以通过一定的程序进行处理。卫生行政部门应当自收到医疗事故争议处理申请之日起 10 日并进行审查，作出是否受理的决定。对符合本条例规定，予以受理，需要进行医疗事故技术鉴定的，应当自作出受理决定之日起 5 日内将有关材料交由负责医疗事故技术鉴定工作的医学会组织鉴定并书面通知申请人；对不符合本条例规定，不予受理的，应当书面通知申请人并说明理由。当事人对首次医疗事故技术鉴定结论有异议，申请再次鉴定的，卫生行政部门应当自收到申请之日起 7 日内交由省、自治区、直辖市地方医学会组织再次鉴定。

第四节　医疗事故

患者的安全问题已经成为当前的一个重要课题。自 1994 年起，美国相继发生诊疗设施医疗事故并被新闻媒体连续报道后，引起了公众和医疗业对患者安全问题的警觉与重视。美国医学研究院（Institute of Medicine, IOM），于 1999 年出版了《人类的错误：建立一个安全的健康系统》的报告。该报告估计在美国的医院中，每年有 4.4 万 ~9.8 万人死于医疗错误，而未死亡的医疗事故受害者的人数则更多。IOM 估计，由医疗事故造成的国民经济损失每年为 380 亿 ~500 亿美元。

医疗事故是最严重的医疗不安全，发生医疗事故，从客观上讲是医生和患者都不愿意接受的现实，但因为医疗服务行业是高技术、高风险的行业，医疗事故又是很难完全避免的。1987 年 6 月国务院发布《医疗事故处理办法》，为医疗事故的界定、处理提供了依据。2002 年 9 月 1 日实施的新的《医疗事故处理办法》对原有的管理办法进行了修订。

一、医疗事故的界定

《医疗事故处理办法》第二条对医疗事故的界定作了明确的规定。医疗事故是指医疗机构及其医务人员在医疗活动中，违反医疗卫生管理法律、行政法规、部门规章和诊疗护理规范、常规，过失造成患者人身损害的事故。医疗事故的构成必须具备一下几个方面

1. 医疗事故的主体是医疗机构及其医务人员

这里所说的“医疗机构”，是指按照国务院 1994 年 2 月发布的《医疗机构管理条例》取得“医疗机构执业许可证”的机构。这里所说的医务人员，是指“依法取得执业资格的医疗卫生专业技术人员”，如医师和护士等，他们必须在医疗机构执业。

医疗事故发生在医疗机构及其医务人员的医疗活动中，这指明了医疗事故发生的场所和活动范围，即依法取得执业许可或者执业资格的医疗机构和医务人员在其合法的医疗活动中发生的事故。

2. 医疗事故发生在医疗活动中

医疗活动是指依法取得执业许可证或资格的医疗机构和医务人员借助其专业知识、技术、仪器设备及药物手段和措施，为患者提供救治、检查、诊断、治疗、护理、康复、预防以及为此服务的后勤和管理活动的总和。未取得执业许可的医疗机构或未取得执业资格的医务人员以及医务人员在医疗机构之外行医造成患者人身损害的，不属于医疗事故，而按非法行医论处。

3. 造成医疗事故的医疗行为存在违法性

导致医疗事故的直接原因是医疗机构及医务人员违反了医疗卫生管理法律、行政法规、部门规章和诊疗护理规范、常规而发生的事故。医疗机构和医务人员在医疗活

动中应当掌握相应的规定，并遵循规定，以确保其执业的合法。

4. 医疗机构及其医务人员主观上具有过失

医疗事故（medical accidents）是医务人员的“过失”行为造成的，而不是“故意”伤害，过失是指行为人应当预见自己的行为可能会发生一定的损害结果，因疏忽大意而没有预见，或已预见而自信能够避免。故意是指医务人员已预见到可能会发生不良后果，但不采取积极措施阻止，或者希望、放任这种不良后果的发生，就构成医疗故意。医疗事故不是故意，而是过失，两者有本质的区别。

5. 过失行为和损害后果之间存在因果关系

虽然存在损害后果，但是医疗机构和医务人员并没有过失行为，不能判定为医疗事故；虽然存在过失行为，但没有给患者造成伤害结果，也不应视为医疗事故。如某外科医生在手术中因操作过失，割断大动脉血管，造成患者大出血死亡，这种因果关系是明显的。但是在某些情况下，由于病情复杂或存在假象，要确定因果关系很困难，必须凭借技术鉴定或尸体解剖才能判断。

二、不构成医疗事故的情形

在医疗活动中，由于许多不良后果是在医务人员的医疗行为不存在违法、违规的情况下发生的，因此，《医疗事故处理条例》规定有下列情形之一的，不属于医疗事故。

1. 在紧急情况下，为抢救垂危患者生命而采取紧急医学措施造成不良后果

在患者处于生命危险的紧急情况下，抢救工作具有时间的紧迫性、诊断措施和抢救条件的限制性，医务人员为了抢救患者而采取的救治措施所造成的不良后果，不应当构成医疗事故，否则将不利于挽救患者。

2. 在医疗活动中由于患者病情异常或患者体质特殊而发生医疗意外

前已述及，所谓医疗意外是指由于病情或患者体质特殊而发生难以预料和防范的不良后果。医疗意外所致的患者死亡、残疾或功能障碍的不良后果虽然发生在诊疗护理过程中，但是不良后果的发生是医务人员难以预料和防范的，或者是由他们不能抗拒或不能预见的原因引起的。

3. 因不可抗力造成不良后果

《民法通则》第153条规定：本法所称的“不可抗力”是指不能预见、不能避免并不能克服的客观情况。在医疗活动中，不可抗力所造成的不良后果有两种情况：一

是疾病的自然转归所致。对于病情重笃、慢性病晚期衰竭或疑难危重患者，医务人员尽管利用各种医疗手段、采取各种治疗方案竭尽全力救治患者，但绝大多数情况下不可抗力的死亡等不良后果在所难免；二是患者发生了现有医学科学技术条件能够预见，但却不能避免和防范的不良后果的并发症。这种不良后果的发生与医护人员是否存在医疗过失无因果关系。如果医务人员为了救治患者，对所采取的医疗措施可能出现的不良后果已经履行了告知义务，患者及其亲属也履行了知情同意手续，而且医务人员已针对预料到的不良后果制订了相应的防范措施，但仍然发生了不良后果，这种不良后果不属于医疗事故。

4. 无过错输血感染造成不良后果

根据《中华人民共和国献血法》的要求，使用血液及血液制品前，医疗机构及其医务人员必须对患者或其亲属进行输血风险教育，详细交代使用血液及血液制品可能发生血源传播性疾病、输血反应等情况，方可使用血液及血液制品。医务人员在给患者提供血源时，按照供血的有关规定进行检验，输血操作无误，而且输血前已履行了相应的告知义务，患者及家属充分知情同意，即使输血出现了不良后果，医院及医务人员不承担责任。

5. 因患方原因延误诊疗导致不良后果

在医疗活动中，由于患者不配合诊治，延误诊疗工作而造成不良后果的，不属于医疗事故。如患者不如实反映病情、病史，不按医嘱服药或私自服药，不接受必要的检查和处置等。患者及其家属的故意或过失行为使患者受到伤害，患者的伤害与医务人员的行为没有因果关系。

6. 经患者同意后实施试验性诊疗发生不良后果

在许多教学及科研医院，常有经过国家有关部门批准、用于临床试验的诊治仪器、药物试剂等在患者身上试用，但试用必须按有关规定进行，必须向患者说明使用目的及可能产生的副作用和不良后果，必须征得患者本人同意，并签订协议。经患者签字同意后进行试验诊疗而发生不良后果的，医院及医务人员不承担责任。

三、医疗事故分级

1. 医疗事故的等级

根据对患者人身造成的损害程度，《医疗事故处理条例》将医疗事故分为四级。

一级医疗事故：造成患者死亡、重度残疾的；

二级医疗事故：造成患者中度残疾、器官组织损伤导致严重功能障碍的；

三级医疗事故：造成患者轻度残疾、器官组织损伤导致一般功能障碍的；

四级医疗事故：造成患者明显人身伤害的其他后果的。

2. 医疗事故分级的作用

医疗事故的分级对公正、公平地处理医疗事故具有重要意义。第一，医疗事故的分级直接涉及对患者的赔偿。《医疗事故处理条例》第 49 条规定了医疗事故的赔偿首先考虑的是医疗事故的等级。第二，医疗事故的分级涉及卫生行政部门对医疗事故的事权划分。根据《医疗事故处理条例》第 38 条规定，对患者死亡或可能为二级以上医疗事故的行政处理，应当由县级卫生行政部门的上一级卫生行政部门处理。第三，医疗事故的分级涉及卫生行政部门对发生医疗事故的医疗机构和有关医务人员的行政处罚，《医疗事故处理条例》第 55 条对此作了相关规定。

四、医疗事故处理

（一）医疗事故解决途径

《医疗事故处理条例》中明确了解决医疗争议的三条途径，即医患双方当事人可以自愿选择协商解决，不愿协商或协商不成的，医患双方当事人可以向卫行政部门申请行政调解，也可以向人民法院提起民事诉讼，解决医疗事故争议。

1. 自愿协商解决

医疗事故争议发生后，医疗机构可以与患方通过协商的形式，达成谅解协议，自行协商解决。这是有效解决医疗事故和纠纷争议的重要的可行办法。大量医疗事件的争议可以通过医患双方自愿协商形式获得解决，这可以有效缓解社会矛盾，及时处理医患双方争议。

医患双方自愿协商解决时应共同遵守以下原则：

（1）真实自愿、诚实信用的原则：任何一方不能强迫或勉强另一方必须通过协商途径解决，也不能采取欺骗、胁迫、乘人之危等方式使另一方接受协商内容或对协商内容发生误解。

（2）平等、公平的原则：在协商的过程中，双方地位、权利平等，承担的民事责任应当合理，要考虑实际履行的能力，不能显失公平。

（3）合法原则：协商必须符合《医疗事故处理条例》等法律法规的要求，不能因双方协商而违反法律规定，也不能损害国家和社会的公共利益、侵犯他人的合法权益。

通过自愿协商解决的医患双方应填写协商解决《协议书》，其主要内容包括医疗机构与患者的基本情况、患者简要诊疗经过、医患双方共同认可的事件性质以及发生不良后果的原因分析、医患双方共同认可的经济赔偿数额及给付时间和方式、医患双方涉及该医疗事件有关权利义务及履行的责任、协议签定及生效时间、医患双方盖章签字等。

协商解决也应当在卫生行政部门的管理和监督下进行，因此《医疗事故处理条例》规定医疗机构必须在协议解决之日起 7 日内向隶属主管卫生行政部门作出书面报告，并付具协议书。这样做既有利于医疗事故争议双方合理合法地解决争议，保证发生医疗事故的医疗机构和医务人员承担相应的行政法律责任，又可以避免和防止患方以“私了”为由，向医疗机构无理施压，提出过分要求。

在协商解决过程中，双方对是否是医疗事故或伤害程度发生争议时，可以共同向负责组织医疗事故技术鉴定的医学会提出鉴定申请，根据鉴定结论再协商解决。

2. 申请行政调解

《医疗事故处理条例》规定，发生医疗事故争议后，医患双方都可以向卫生行政部门提出处理申请。医疗事故处理申请是指医疗事故争议的双方当事人，以自己的名义请求卫生行政部门依照行政程序处理医疗事故争议，依法保护其合法权益的行为。

当事人向卫生行政部门提请医疗事故争议处理的申请书应当载明申请人的一般情况、有关事实、具体请求和理由，而且规定当事人自知道其身体健康受到损害之日起 1 年内，可以向卫生行政部门提出处理申请。超出该规定时限提出申请的，卫生行政部门不予受理。对符合《医疗事故处理条例》规定的，卫生行政部门则予以受理，需要进行医疗事故鉴定的，卫生行政部门委托医学会组织医疗事故技术鉴定，该鉴定的结论可作为行政调解的依据。

3. 向人民法院提起民事诉讼，解决医疗事故争议

根据《医疗事故处理条例》的规定，医患双方可以不选择上述两种解决途径，而是向人民法院提起民事诉讼。如果医患双方只向人民法院起诉，不向卫生行政部门提出医疗事故争议处理，而且当事人的起诉符合人民法院受理民事案件的条件，人民法院应当及时受理。如果当事人既向人民法院起诉，又向卫生行政部门提出医疗事故争

议处理，应当由人民法院受理，卫生行政部门不予受理，如果卫生行政部门已经受理的，应当终止受理。

不论通过哪种途径解决医疗事故争议，在解决的过程中，若医患双方对医疗事件性质的判定不清楚或认定存在分歧，均需要进行医疗事故技术鉴定。

五、医疗事故技术鉴定

由于医疗服务的特殊性，医疗过程中出现不良后果和医患争议在所难免。为客观、科学、公正地处理医疗事故，切实保护医患双方的合法权益，促进医学科学的发展，《医疗事故处理条例》对医疗事故的技术鉴定作了相关规定。

1. 医学会负责组织医疗事故技术鉴定

医学会是一个独立存在的医学专业性社会团体，由其组织医疗事故技术鉴定，体现了医疗技术鉴定结论的专业性、准确性、独立性和相对合理及公正性。

2. 医疗事故技术鉴定机构的设置与分工

医疗事故技术鉴定为两级鉴定终结制，即首次鉴定和再次鉴定。设区的市级地方医学会和省、自治区、直辖市直接管辖的县或者县级市地方医学会负责组织本地区医疗事故的争议的首次技术鉴定。省、自治区、直辖市医学会负责本行政区域内当事人因对医疗事故争议首次技术鉴定不服而提起的再鉴定。对于疑难医疗事故争议、复杂医疗事故争议和在全国具有重大影响的医疗事故争议，必要时由中华医学会直接组织鉴定，既可以首次鉴定，也可以是再次鉴定，即中华医学会不受鉴定级别的限制。

3. 具备条件的专家组成医疗技术鉴定专家库

负责组织医疗事故鉴定的各级医学会要建立医疗事故技术鉴定专家库。

4. 医疗技术鉴定组从专家库中随机抽取专家组成

为了体现医疗事故鉴定的公平与公正，参加医疗事故鉴定的相关专业的专家，由医患双方在医学会主持下从专家库中随机抽取。这种规定不仅体现了鉴定工作的公正性和客观性，而且有利于提高社会和医患双方对鉴定工作的信任度，有利于实施回避制度。

六、医疗事故的处理与赔偿

1. 对责任人的处理

医疗机构发生医疗事故的，由卫生行政部门根据医疗事故等级和情节，给予警告；情节严重的，责令限期停业整顿直至由原发证部门吊销执业许可证，对负有责任的医务人员依照《刑法》关于医疗事故罪的规定，依法追究刑事责任；尚不够刑事处罚的，依法给予行政处分或者纪律处分。

对发生医疗事故的有关医务人员，除依照前款处罚外，卫生行政部门并可以责令暂停6个月以上1年以下执业活动；情节严重的，吊销其执业证书。

2. 医疗事故的赔偿

《中华人民共和国侵权责任法》第五十四条规定：患者在诊疗活动中受到损害，医疗机构及其医务人员有过错的，由医疗机构承担赔偿责任。

医疗事故在医疗事故争议中，赔偿通常是最核心的问题。在确定应当赔偿数额时，应根据《医疗事故处理条例》第49条和第50条的规定一并考虑，具体计算赔偿金额。《医疗事故处理条例》第49条规定医疗事故赔偿应当考虑下列因素：

（1）医疗事故的等级。

（2）医疗事故过失行为在医疗事故损害后果中的责任程度。

（3）医疗事故损害后果与患者原有疾病状况之间的关系。

无论采取哪种途径解决医疗事故赔偿，都必须考虑上述因素。具体赔偿数额是在考虑了上述因素的前提下，再根据第50条的项目和标准来计算。医疗事故赔偿项目包括医疗费、误工费、住院伙食补助费、陪护费、残疾生活补助费、残疾用具费、丧葬费、被扶养人生活费、交通费、住宿费、精神损害抚慰金。

七、医疗事故防范

发生医疗事故后，在给患者造成身心损害的同时，也给医疗机构和医务人员带来不良影响。因此，医院应坚持预防为主的原则，重点从以下几个方面防范和规避医疗事故的发生。

（一）加强医务人员的法制教育和职业道德教育

导致医疗事故的直接原因是医疗机构及医务人员违反了医疗卫生管理法律、行政法规、部门规章和诊疗护理规范、常规。因此，加强医务人员的法制教育和职业道德教育，使医务人员知法、遵法、恪守医疗服务职业道德是保障医疗安全、防范医疗事故的重要措施。

1. 定期开展医疗卫生管理法律法规宣传教育工作

医院要定期组织医务人员认真学习执业医师法、献血法、医疗机构管理条例及实施细则、药品管理等法律、法规，特别是要加强《医疗事故处理条例》《中华人民共和国侵权责任法》及其相关配套文件的培训和学习，使医务人员学法懂法，自觉规避和防范医疗风险。

2. 加强诊疗护理规范和常规的培训

诊疗护理规范、常规是长期医学实践经验的科学总结，是医疗护理技术科学化、标准化、规范化的体现，是确保医疗质量、防范医疗事故的重要措施。随着医学科学的发展和医疗实践经验的不断积累，诊疗护理常规也在不断修订、不断充填和完善，因此诊疗护理规范和常规的培训需要长期不断地进行，医院及各部门应结合自身实际，制定教育培训制度和计划，相关行政部门做好监督管理工作。

3. 加强职业道德教育

医疗事故的发生主要是责任心和工作态度的问题，而不是技术水平的问题，不重视职业道德教育会造成医务人员责任心不强，工作不认真，这是医疗事故的重要隐患。把职业道德教育纳入到医院的文化建设中是一种好的培训形式。医院文化的重要内容是创建和培育质量文化，如果每个医务人员把提供优质服务视为工作的自然方式和最重要的规范之一，则质量文化就已形成。

（二）建立医疗服务质量监控机制

为了保障医疗安全，有效预防医疗事故的发生，《医疗事故处理条例》对医疗机构的医疗服务质量的监控工作作了相关规定。医院应根据其规模和等级，设置独立或兼职医疗服务质量监控部门或医疗安全管理组织。对不能单独设置的，医院应当配备专职或兼职人员负责医疗服务质量和安全监控工作，保证责任落实到部门，责任落实到人。医疗服务质量监控部门的主要工作有：

1. 制订医疗质量监控工作计划和工作制度，建立质量监控指标体系和评价方法。

2. 定期或不定期组织检查、考核和评价指标完成情况，提出改进措施。

3. 监督医院各科室和医务人员对各项医疗法规、诊疗护理规范和常规的执行情况，向医院负责人和科室提出合理化建议。

4. 负责医疗服务投诉，提供医疗纠纷和医疗事故处理程序等有关知识的咨询服务。

5. 负责医疗事故、医疗纠纷的处理及法律诉讼工作。

（三）建立预案制度

《医疗事故处理条例》第 12 条规定：“医疗机构应当制定防范、处理医疗事故的预案，预防医疗事故的发生，减轻医疗事故的损害。”预案是事先制定的一系列应急反应程序，明确应急机制中各成员部门及其人员组成、具体职责、工作措施以及相互之间的协调关系，预案在其针对的情况出现时启动。预案包括预防医疗事故预案和处理医疗事故预案。

在预防医疗事故预案中要明确领导机构和具体工作部门，做到分工具体，责任明确。如在院长的领导下，医疗服务质量监控部门负责医疗质量的日常监督管理，科教部门负责医务人员教育和培训工作，党团组织负责医务人员的职业道德教育工作。各部门各司其职，互相协调、互相配合，共同承担医疗事故防范工作。医疗事故防范工作应纳入到医院目标管理中，对容易引起医疗事故的部门和工作环节进行重点管理。

处理医疗事故预案也要明确领导机构和工作部门，明确医疗事故发生后各部门的职责和应采取的措施。第一，要建立医院内部报告制度，如发生医疗事故或出现可能引发医疗事故的医疗过失行为后，有关医务人员要立即向科室负责人报告，科室负责人向医疗服务质量监控部门或安全管理组织报告，监控负责人应立即向主管院长报告，主管院长应及时向县级卫生行政部门报告。第二，组织最强的技术力量及时采取有效的治疗措施，防止损害的后果扩大。第三，做好患者及亲属工作，防止矛盾激化。第四，开展调查，分析原因，提出改进措施，防止类似事件发生。

第五节 医疗安全防范

面对医疗风险，不仅需要医务人员的责任心，更需要通过建立医疗安全管理和医疗事故处理管理制度以进行医疗安全防范。1999 年美国医学研究所发布的有关医疗失误的报告中提出医疗失误的主要原因不是个人的疏忽大意或特殊群体的行为，不是所谓的一堆好苹果当中存在个别坏苹果，而是由有缺陷的系统、程序和环境导致错误或不能预防的医疗失误。报告提示建立医疗失误的预防系统的重要性。此项研究说明从制度上预防医疗不安全的重要性。回顾我国预防医疗失误的预防系统显示，目前在我国主要存在以下 4 种医疗安全管理和医疗事故处理管理模式。

一、重点患者医疗管理和医疗事故、纠纷并行管理模式

医疗安全管理是医疗管理的一个部分，通过加强重点病例的医疗管理来防范医疗不安全事件的发生，同时建立医疗事故、医疗纠纷处理制度。

二、医疗缺陷管理与医疗事故、医疗纠纷管理并行管理模式

医院从控制医疗缺陷入手进行医疗安全管理，将医疗安全管理作为质量管理的一部分。探索医疗缺陷控制办法，制定医疗缺陷标准，控制医疗缺陷，同时对医疗事故、医疗纠纷由专人进行管理。

三、单纯医疗事故、医疗纠纷处理管理模式

这是一种消极被动的医疗安全管理模式。在我国仍有许多医院只是单纯进行医疗事故、纠纷处理工作，而未进行医疗安全防范。

四、以患者为中心，以安全防范为重点的系统化医疗安全管理模式

此模式主要反映在以下 5 个方面。

1. 以患者为中心的医疗安全管理就是安全优质服务管理。

2. 将医疗安全管理全面纳入全面质量管理（TQM），使之成为医院质量管理的重中之重。

3. 医疗安全保障立足于积极有效的防范措施。

4. 建立院、科两级医疗安全目标责任制。

5. 逐步完善和规范医疗事故、纠纷处理程序。

跟踪美国 IOM 报告的进展，我们发现 IOM 报告中提出以下 4 项建议。

1. 建立一个联邦级的中心。这个中心在患者安全方面发挥领导、研究、发展确定和分析医疗失误的工具和方法的作用。

2. 发展全国范围内的公共报告制度，鼓励医疗机构和医务人员发展和参加报告系统，以确定医疗失误，从医疗失误中吸取教训。

3. 通过立法与相关机制建立和提高为患者安全服务的实施标准，如对执照的要求、对认证的要求。通过医疗组织，专业团体和医疗购买方的行为来影响医疗的实施、培训和教育。

4. 在医院中建立“医疗安全”文化和医疗安全系统来提高医疗服务的安全性。此项报告在美国国内带来了很大的震动，在总统的亲自过问下，一个多部门的质量联合工作组对 IOM 提出的 4 项建议进行了逐项评价。在此基础上，在医疗卫生服务研究和质量所建立全国提高患者安全的卫生项目，在国家范围内采取了数项措施。美国对医疗失误和患者安全问题的探索，所获得的经验可以帮助我们反思我国的医疗失误预防系统。

（孙传传　王艳　沙艳荣　陈芬芬　孔子君）

第三章　医院信息管理

第一节　信息和信息管理

一、概述

随着世界经济的发展，当今世界已经进入信息化时代，现代化科学管理水平与信息化程度的关系日益密切。同样，现代医院管理要求医院管理者既要在日常的医疗实践中获得大量的医疗信息，又要努力获取大量间接的经验知识和管理信息，以便作出正确的决策，制订适宜的计划。一个医院对于信息的收集、加工处理、传输和利用等的能力，直接影响到其管理的效率和水平。

信息（information）已是现代社会中普遍使用的词语。一般地，我们可以把信息广义地定义为“事物之间发生的且见诸人的普遍联系”。不难理解，事物之间的联系对于不同的个人或群体可能具有不同的意义，因此在实际生活中，只有当这种联系对某个接受者的思维或行为发生影响时（或者说具有某种使用价值时），才称其为信息，这是狭义的理解。由信息的定义可知，只有当两个或两个以上的事物之间相互发生联系、进行相互作用时才有信息。在这个过程中，存在着信息的发射方、信息的接收方、传播信息的媒介（载体）及发射方与接收方之间信息交换的途径。从信息的观点出发，一个系统内事物之间的相互作用可以看作是信息的获取、分析处理、存储、传输、应用和反馈的过程，这个过程形成一个循环，称为信息循环，是信息运动的一种基本形式。信息的基本特性如下。

1. 无限性和相对性

信息的无限性基于事物之间普遍联系。由于人们在一定的时间段医院信息管理内容所能处理的信息是有限的，因此在实际操作中需要关注的应该是对系统运作关系最大的那些信息。

2. 时效性和时滞性

任何信息从发送到达接收方都需要经过一定的时间，信息接收方所得到的信息都已经是发送方既往的情况，存在一定的滞后。如果这种时滞过长，接收方根据所得信息作出的反映和处理将会缺乏针对性，即失去时效。

3. 可存储性和可传输性

信息可以借助一定的媒介进行存储，也可通过一定的载体进行传输。信息在离开发送方后即可借助载体进行独立的运动，不再受发送方的控制。

4. 共享性

一个信息可以同时为多个潜在的信息接收者所共享而不影响信息内容本身。

二、信息资源和信息化

在人类社会的漫长发展过程中，对信息重要性的认识是一个渐进的过程。在过去，由于社会生产力和科学技术水平比较低，人们的社会活动比较简单，规模也比较小，往往只需根据既往积累的一些经验就能适应社会生活的需要，因此对信息问题的重要性和紧迫性没有足够的认识。随着20世纪以来科学技术和社会生产力的飞速发展，社会分工越来越细，人们进行信息交流的频率与数量不断增加，所要面对的信息量急剧增长。

在现代社会中，人类赖以生存与发展的战略资源，除了物质资源包括再生资源（如动、植物等，又称第一资源）和非再生资源（如矿产等，又称第二资源）之外，还有信息，人们称为信息资源或第三资源。现代医院除了要重视学科建设，提高诊疗水平外，还必须积极开发和有效利用信息资源，才能在竞争激烈的医疗市场中站稳脚跟。

正是由于信息资源对社会发展的重要性不断提高，因此信息的采集、加工、存储、传输和利用等活动也越来越受到人们的重视。随着社会生产的发展，专业化分工和技术水平不断提高，社会劳动生产率飞速增长，要维持这种增长则必须得到高效信息活动的支持。所谓信息化，就是指人们的信息活动的广度和深度不断增长，以致在整个社会发展中占据了主导地位。信息化将把社会生产力推向更高的阶段。

必须注意信息化并不仅仅是计算机化或网络化。信息资源的开发、信息活动的主体是人而不是计算机，人的管理水平和素质在信息活动中才是最重要的决定因素。计算机和网络使得人们处理信息的能力大大增加，但是最终利用信息作出决策的是人。技术进步、组织管理的变革和人们素质的提高是信息化的三项关键要素，三者缺一不可。目前我国在医院信息化发展的进程中，由于信息技术的发展非常迅速，组织管理和人的素质相对落后，因此还不能充分发挥信息技术的作用。对此除了应该加快组织管理的变革和使用者素质的培训外，在信息化建设中也不应操之过急，追求一步到位，应讲求循序渐进，选用适合各医院自身条件的信息技术，逐步发展。

三、信息管理方法的基本形式

从信息的观点出发，可以把系统内外各种事物之间的相互作用、相互联系看作是信息获取、加工、存储、传输、应用和反馈的过程，一般把这个过程称为信息循环。管理者调查研究事物的现况及存在的问题并进行分析评价、制定相应措施的过程，也可以看作是信息循环的过程。把管理的过程看作是信息循环的过程即所谓信息管理。

1. 信息获取

信息获取包括信息的收集、验收、汇总、整理等活动，要确认信息的准确性并进行初步的整理。

2. 信息加工

信息加工包括信息的筛选、分类、排序、分析、评价等活动。筛选主要是指去除那些无关紧要的信息；分类是把各种信息按其来源、性质等进行有序分类；排序是指明确信息传输和利用上的优先级，最紧急和最重要的信息最快进行处理。

3. 信息存储

收集并经过加工处理的信息有时不是马上就要应用，因此需要暂时存储起来。常见的存储形式有书面保存、数字形式保存等。

4. 信息传输

各种不同的信息应分别传输给各自潜在的使用者以供应用，常见传输形式有医院信息管理书面传递、口头传达或通过电子计算机网络进行传递。

在信息处理的循环中，要遵循所谓的“4R”原则，即“The Right Data to the Right Person in the Right Amount at the Right Time”，意指“应该使信息的潜在使用者能够在适当的时间得到他能力范围内的适当数量的准确信息”。这也是后述开发医院信息系统的指导性原则。

四、医院信息

（一）医院信息的来源

医院信息分内源性信息和外源性信息两大类。

1. 外源性信息

（1）社会经济信息：有关医院的社会经济情况，如人口、资源、主要产业、交通、生态环境、国民收入、卫生费用、居民文化程度等。

（2）卫生事业：如卫生资源的拥有量及分布状况、居民的医疗保健需求和利用情况、居民的健康与疾病状况等。

（3）有关科学理论：关于医学、管理学、生物工程等的新理论、新观点、新技术、新成果。

（4）有关医院的政策：如有关医院体制改革、医疗保险制度、医院经营机制等政策。

2. 内源性信息

（1）医学科技信息：医学科技信息是医院在技术建设方面所收集的信息，主要包括国内外医学科技成果、医学专业书刊、各类专业报告、学术情报、医药和设备信息，以及医院内部科技资料。

（2）医疗业务信息：医护人员从患者及其家属身上获取的关于病情发生、发展、变化的信息，包括采集病史、体格检查、实验室汇报、医技检查等。诊疗护理的过程就是医护人员以自身的知识、经验结合这些信息来作出判断和决策的过程。

（3）医院管理信息：医院管理信息大致可以分为两个层次，业务管理层次是以业务信息为基础的专业管理信息；综合管理信息是以业务管理信息为基础，结合医院的外源信息形成的，为医院的综合决策服务。

（二）医院信息的特点

1. 信息的类型多样且复杂

医院信息不仅包括患者生理方面的信息，还有心理、社会、家庭等方面的信息。

2. 信息获取比较困难

医院信息能够直接获得的很少，往往要结合医务人员自身的知识和经验等进行判断，比如一些内脏病变、脑部病变等；很多信息需要医务人员耐心仔细地询问才能得到。

3. 信息往往不太准确

医院信息的获取过程中有较强的主观性，医务人员自身的技术和经验会影响到信息的判断，不同的医生可能对同一检查结果会有不同结论；不同患者在描述相同程度的症状时可能会有不同的感觉，如疼痛到底痛到什么程度，不同痛阈的患者有不同描述；凡此种种定性指标很难有确定标准。

4. 时效性要求高

医院信息有较强的时效性，患者几小时前的病情和症状可能与现在的情况有所不同，医务人员要及时利用医院信息作出判断和治疗处理决策并付诸实施。

5. 医院信息要求连续性

患者病情的发生、发展变化是一个连续的过程，医务人员必须连续观察这一过程，从而帮助理解病情的发生、发展规律，有助于医务人员的诊疗工作。

（三）医院信息分类体系

1. 诊疗信息

（1）门急诊诊断治疗记录。

（2）住院患者诊断治疗记录（包括病历、会诊、病例讨论等记录）。

（3）临床检验送检单和检验报告单、登记记录检索。

（4）医学影像检查。

（5）临床病例送检单和病例诊断报告、登记记录检索。

（6）内镜检查申请、报告、登记检索。

（7）电生理检查申请、报告、登记检索。

（8）药物处方（医嘱单）和临床药学信息。

（9）手术通知单、手术记录。

（10）麻醉记录、术后复苏记录。

（11）输血申请、配血单、输血记录和血库信息。

（12）营养医嘱（处方）、饮食护理记录和营养治疗信息。

（13）康复医疗处方、治疗记录，假肢、支具和辅助器具处方及安装记录。

（14）核医学检查申请单、检查报告、登记检索。

（15）放射疗法申请单、治疗记录。

（16）其他医疗检查、治疗处方、记录。

（17）各专业学科诊疗操作规范和技术常规。

2. 护理信息

（1）护理检查、诊断和护理计划。

（2）各种对患者的护理观察记录。

（3）责任制护理、整体护理执行情况记录。

（4）医嘱执行情况记录。

（5）护理值班、交接班病情观察记录。

（6）护理方式、患者心理、护理并发症记录。

（7）对患者进行咨询指导和预防知识教育情况记录。

（8）病房护理评价记录。

（9）护理操作常规和技术规范。

（10）护理质量、差错事故情况记录和讨论情况登记、上报材料等。

（四）管理信息

1. 管理信息的作用

（1）信息是医院管理的基础要素。

（2）信息是医院工作计划和决策的依据。

（3）信息是对工作过程进行监督和控制的有效工具。

（4）信息交流是协调医院各部门运作的纽带。

2. 医院管理信息分类体系

（1）医院决策辅助信息。

（2）医疗管理信息。

（3）护理管理信息。

（4）科教管理信息。

（5）药品管理信息。

（6）器械设备管理信息

（7）物资材料管理信息。

（8）环境卫生管理信息。

（9）情报资料管理信息。

（10）财会管理信息。

（11）医院经营管理信息。

（12）人事工资管理信息。

五、医院信息管理

医院信息管理，就是把医院管理过程作为医院信息的收集、处理、应用和反馈的过程，通过信息为管理服务，把管理决策建立在信息的充分利用基础上。医院信息管理有双重含义，即可以分别理解为“医院信息的管理”和“医院的信息管理”。前者指对医院信息进行的管理，包括信息的收集、处理、存储、传输、反馈等；后者指一种管理模式，指有别于传统经验管理的一种基于信息利用的管理模式。前者是后者的基础，后者是前者的目的和应用。

（一）医院信息管理的意义和作用

充分、合理地利用信息为医院管理服务是医院生存和发展的要求，也是医院管理水平的重要标志。随着现代医学科技的发展，医院的专业化程度越来越高，各个专业之间的合作也越来越强，对疾病和患者的信息收集日趋深广，信息的流动量和流动频率不断增加，客观上要求医院实施现代化的信息管理，通过对信息充分利用来提高医疗水平和工作效率。

信息对于医院的作用，主要有以下 4 个方面。

1. 信息是医院管理必要的资源

医院信息是医院中人流、物流、信息流这三大资源之一，医院信息是医院管理的对象，又是医院管理的基础。医院信息作为医院管理的资源，在医院经营管理过程中，一切活动都离不开信息的支持。信息流是指人们在认识和改造客观世界的实践中流动着的组织、计划、协调和控制等活动达到预定目标的各种情报、指令、计划、规章制度等的总和。它调动着人流和物流的数量、方向、速度、目标，使人和物进行有规律有目的的运动。医院信息流的任何阻塞或中断，都会造成医疗资源和服务的混乱。

2. 信息是医院计划决策的依据

计划和决策是管理的重要职能，这一职能的实施需要大量的信息支持，如果没有情报信息的支持，就无法进行或发生失误。准确完善的信息为正确计划和决策提供了依据。例如，德国汉诺威某医院，原来反映外科太忙，从上午 7 点到下午 3 点在做手术。他们用计算机计算各个医生做同类手术的时间差别，计算每种手术的平均时间，发现手术时间浪费了一倍多。于是提醒医生注意合理使用时间，制定手术标准程序，规定每种手术的最长和最短时间。结果不但克服了忙乱，而且使手术量平均每天增加了 40% ~50%，劳动价值收入增加了 37%。可见，善于运用信息管理，可以有效地提高工作效率和效果。这个经验在 1979 年的国际信息系统会议上作了介绍。

3. 信息是医院管理中组织和协调的手段

组织是根据确定的目标设立系统和有效的管理规范，建立均衡的职务划分，协调医院内部的各要素，优化组织结构，以使组织能协调运行。组织和协调的整个过程都需要运用信息，既要收集组织内部各要素相互作用的信息，以了解组织状况，同时，又要通过信息的传递来沟通组织内部要素的协调。

4. 信息是医院管理中有效控制的工具

控制是按规定的任务和目标，使医院医疗和各项工作按规定标准、规章制度、常规程序等有条节地运转。控制的过程实质上是信息反馈的过程，信息的反馈是进行控制的工具。总之，信息是医院维持动态平衡的要素，医院的市场竞争、业务的发展、人员素质的提高、技术的更新、管理水平的提高等都离不开医院信息管理，信息是医院开展各项活动的先导。

（二）医院信息管理的内容

1. 全面、系统、深入地研究管理、监督医院日常运转所需的信息内容。利用这些信息，对医院服务的全过程进行监督和控制，并分析影响因素，以期能改进医院服务的质量和效率，促进医院全面发展。

2. 建立健全信息制度。保证医院信息处理全过程的效果和效率，为信息的及时、有效、准确地利用提供保证。

3. 探索更有效的信息处理方式。传统的手工操作方式只能处理非常有限的信息，效果和效率都比较低下；当前应加强医院信息系统的建设和开发，提供技术支持。

4. 普及信息和管理知识，提高管理者素质。在医院信息管理中，归根结底的因素是人的因素，例如资料要由人输入计算机、信息的分析决策要由人来进行。因此，在全院普及信息和信息管理的相关知识，提高职工和管理者的素质，则是提高医院信息管理水平的关键因素。

六、医院信息管理的发展趋势

随着医疗行业信息化进程的不断加速，医院信息管理呈现如下发展趋势。

（一）多媒体技术的运用

多媒体是指由两种或两种以上媒体在一起共同表达信息的形式，也就是说，计算机不仅处理文字、数据之类的信息，而且还能处理声音、图形、图像等信息、识别、存储、处理、管理、输出等能力的有关技术。多媒体技术具有许多显著的特征：①集成性，即计算机能把来自各种媒体的信息集成起来，以声、像、文、图并茂的形式进行交流；②信息量大并要求较高的信息传输速度；③多个学科、技术的交叉结合，涉及多种技术；④有很强的人机交互性等。在医院信息中有大量的医学图像信息，如CT、X线、磁共振、病理切片、心电图、脑电图等，它们对疾病的诊断、治疗和教学科研有着十分重要的作用，多媒体技术可以对这些静态的或动态的医学图像进行信息处理，从而使医院信息管理能力大大提高。

（二）信息高速公路

自20世纪80年代后期美国的信息高速公路（information superhighway）这一概念提出以来，1991年，美国提出了"高性能计算机和通信"计划（high performance computing and communication program，HPCC）。1993年9月，克林顿政府作出一项重大决策：放弃星球大战计划、终止超导计划、放慢航天计划，而重点实施"国家信息基础设施"行动计划（national information infrastructure，NII），即俗称的"信息高速公路"计划。信息高速公路（NII）被定义为：国家信息基础设施是一个能给用户提供大量信息的、由通信网络、计算机、数据库以及电子产品组成的完备网络，能使所有人享用信息，并在任何时间和地点通过声音、数据、图像或影像相互传递信息。简单地说，信息高速公路能使人们随时随地、自由、便捷、廉价地获取所需的多种多样的信息服务。1993年12月，欧洲共同体开始实施欧洲信息高速公路计划，同时欧洲共同体各国也制定了本国的信息高速公路计划。1993年中国成立了"国家经济信息化联席会议"，规划制定了"金桥、金关、金卡"的"三金"工程，为我国信息高速公路建设打下了基础。目前互联网已用于远程医疗、疑难病会诊，取得了较好的效果，不久的将来信息高速公路将成为现代医学研究和临床医疗、预防保健、教学的基础设施，同时，信息高速公路也将使人们方便、快速地获得有关的医学知识及其进展，向医学专家系统、医学知识库进行咨询。可能改变现有的诊疗模式、服务方式和医患关系，以致医院结构和功能的变化。

（三）电子病历

1991年美国医学研究所发表了电子病历（electranic medical record, EMR）研究会的报告，报告总结了近40年来实现病历记录计算机化的经验，论述了CPR发展的各个方面，指出实现CPR系统必须解决的问题。该报告对医院信息管理的发展有着重要的指导意义。1993年9月在法国马赛召开了首次健康卡系统国际会议，研究了健康卡的应用、效益分析、实施策略、安全保密、标准化和发展趋势。在中国1994年第6届医药信息学大会上，卫健委提出希望在全国若干家医院实现完整的CPR系统。这一切都表明电子病历已经成为目前医院信息管理论发展的重要目标之一。

（四）远程医疗

美国梅奥（Mayo clinic）是最早实施远程医疗的机构之一，该所与外地的几个附属诊所以及约旦安曼的一家医院建立了联系，通过交互电视为患者看病。在美国的佐治亚州已经形成了遍及全州的远程医疗网络，州内任何地方的患者就地得到本州任一医生的诊治，异地转诊的患者大大减少。目前，除了美国外，还有许多国家也都在积极发展这种新的医疗系统。我国开展的远程医疗主要采用程控电话通信方式进行异地可视会诊。随着交互式电视、数字图像压缩和高速电话线路等快速发展，将为远程医疗的广泛运用提供有利的条件。

（五）大规模 - 体化医院信息系统

大规模 - 体化医院信息系统也称为第二代医院信息系统，它不仅扩大了传统的医院信息系统的信息服务范围、内容和功能，而且从信息服务向智能服务发展日益增多的医院信息系统开始装入了医学专家系统、护理专家系统、辅助诊断系统等，使医院信息系统能为医生和患者所用。用人工智能技术和方法分析医院信息系统的数据、开发医院信息系统的智能人机界面、开发智能监护系统，同时，将人工智能技术和知识工程技术的运用系统与医院信息系统集成，在管理系统上提供智能服务。

第二节　医院信息系统

医院信息系统（hospital information system，HIS）是实现现代医院信息管理的主要途径和方法，伴随着计算机和网络技术的发展而发展。医院信息系统在发达国家的发展很快，例如在美国，从 20 世纪 60 年代就开始进行医院信息系统的建设，20 世纪 80 年代趋于成熟，现在大型医院基本上都采用了医院信息系统来辅助医院管理。我国起步相对较晚。20 世纪 80 年代末才开始探索，经历了单机单任务、部门信息系统、集成医院信息系统 3 个发展阶段，目前处在蓬勃发展的第 3 阶段，但是许多医院管理者和医务人员对医院信息系统并没有正确的理解，在认识和实施中都存在不少的误区。

一、医院信息系统的概念

医院信息系统的概念及其内涵目前还没有十分明确。根据理论上的分析以及文献的表述，可以对医院信息系统下这样一个定义：所谓医院信息系统是利用先进的电脑技术和网络通信手段来实现信息的收集、处理、存储、传输、应用和反馈，并在自动化、标准化、网络化的基础上科学有效地支持医院全方位的运作，包括医疗、教学和科研。

从上述定义可以看出，医院信息系统是利用现代科技创造出一个信息高效利用的技术环境，在相应的组织和人员的配合下发挥其信息支持作用。医院信息系统并不能直接产生效益，因为医院的效益来源于所提供的医疗服务，而医院信息系统并不能提供任何医疗服务；医院信息系统能带来的是间接效益，即通过提高医院工作效率和质量，从而间接地为医院创造效益。我们可以从电话出现之前、电话时代和计算机网络时代三者的比较来更好地理解这一点：在电话出现之前，医院里的信息交流非常困难，比如说多科室会诊，需要分别跑过去预约各位医生，如果临时有变通知起来也很麻烦，工作效率显然非常低下；在电话时代里，只需打几个电话就可以完成这项工作，效率大大提高；而 HIS 比电话系统更进一步，电话只能实现信息的流动，而 HIS 不仅能够实现信息的实时流动，还能进行信息的存储、加工、分析等工作，在信息利用的广度和深度上都有了极大的发展，因此也更能提高医院的工作效率和工作质量。

（一）医院信息系统的作用

具体地说，医院信息系统提高医院工作效率和质量表现在 7 个方面。

1. 管理信息系统能极大地提高医院窗口工作人员的工作效率和工作质量不仅工作人员处理这类事情的速度加快，而且其正确性、完整性、连续性、共享性和传输速度都能得到很大提高。如门诊患者的一般信息，当患者住院、出院、付费时，就可以及时通过网络传输到相关部门。

2. 医院信息系统为医院管理的科学化、数量化提供了技术保证，可以使各种先进的管理控制技术得以应用在医院管理实践中，从而提高了医院管理水平，促进医院发展。例如，医院信息系统可以帮助管理者全面监控医疗服务质量、医疗成本、医疗工作效率等方面的情况，供决策者参考。

3. 临床医学信息系统使医护人员对患者的诊疗工作更加准确、及时和富有效率。医护人员可以随时从网络中查询患者以往的情况；各种检查报告可通过网络实时传输到医生手中；远程会诊使得医生足不出户即可参与各种会诊讨论；遇到疑难杂症时，可通过查询数据库及时得到有益的线索等。

4. 医院信息系统增加了医院各项管理工作的透明度，可以有效杜绝各种资源浪费等不合理现象，达到增收节支的目的。

5. 医院信息系统可以提高对信息的利用能力，从而使医院最高层决策者有可能掌握医院全面情况，进行集中统一管理，减少内耗。

6. 简化医院内外信息传报工作。医院每年都要向上级主管部门和其他有关机构递交大量报表材料，良好的医院信息系统将大大简化这方面的工作并可以保证其连续性、准确性。

7. 促进教学和科研。大医院尤其是医学院校附属医院往往承担着大量的科研和教学任务，医院信息系统将快捷、完善地为科研工作提供资料；而多媒体实时教学将大大提高教学质量。

（二）医院信息系统的组成

一般地，医院信息系统可以分为管理信息系统、临床医学信息系统和专家系统。其中，管理信息系统的主要功能是支持医院每天正常运转的信息处理，如财务收支、物资供应、处方情况、医疗管理、护理管理等；临床医学信息系统的主要功能是给医务人员提供临床数据通讯支持，以使医务人员能够方便、及时、全面、准确地获得有关患者的数据，支持其临床决策工作；专家系统即人工智能系统。

从结构上来看，医院信息系统一般可以分为 3 个层次，从低到高分别是数据处理层、信息加工层、决策层。数据处理层负责特定对象的信息采集和输入；信息加工层主要负责信息的整理、汇总、分析，并决定信息的流向，是信息系统的技术中心；决策层则根据所传输过来的信息作出相应决策，反馈至原对象。

美国国会曾制定 HIS 的技术标准，要求不管 HIS 的具体结构如何，应该至少包括以下内容：①能收集和永久储藏医院全部数据；②能随时提供管理和医疗需要的各种数据；③具有支持医院运行和医学研究工作的数据库和软件；④具有数据管理和数据通讯的功能；⑤具有安全性、可扩充性和友善的用户界面。

（三）HIS 的主要应用范围

HIS 可以应用到医院各个部门，按子系统划分。各子系统间存在大量交叉，如财务管理几乎涉及所有部门，病案管理与护理信息管理也有很多重复。

1. 医疗信息管理模块　主要目标是计算机存储和使用病案，即所谓电子病历。电子病历有很多优点，如易于存储、查找，便于医疗，科研和教学等。困难在于需要大量的软硬件投资和人员培训，病案信息的输录工作量大，计算机如果出错则将严重影响工作，因此还得保留书面记录，即实行“双轨制”。

2. 医院业务管理模块　主要任务是日常门急诊的就诊管理、处方管理、药物配置、检查申请单的申请、住院患者登记等。

3. 医院事务管理模块　主要任务是对医院所有设备进行管理、人事档案的管理、医院窗口财务收费管理、人员工资、奖金管理、后勤库房领料管理、行政办公自动化管理。

4. 医技检查预约子系统　对医院医技部门的 CT、核磁共振、B 超、胃肠镜检查进行统筹安排。

5. 检验信息子系统　管理检验申请并将结果通过计算机网络实时报告给临床。

6. 放射科 PACS 子系统　对放射科影像资料进行管理，通过计算机网络实时报告给临床。

7. 药物信息子系统　可全面管理监督药物的使用、药品费用、药品信息、药品供求等情况。

8. 血库信息子系统　对全院各临床科室所有用血进行管理。

9. 营养管理信息子系统　对所有饮食治疗的患者进行营养管理。

10. 医学文献管理子系统　对医院图书文献资料进行管理。

11. 医学知识库管理子系统　对临床各科室所涉及的临床知识进行管理，用于医务人员的培训和考核。

12. 医疗决策支持模块　提供医学情报检索、辅助诊疗、药物咨询决策等。

13. 医院管理决策支持模块　为管理决策提供模拟及预测等。

二、医院信息系统的设计和开发

随着计算机和网络信息处理技术的飞速发展，以及现代化医院运转的日趋复杂，医院有可能也有必要全面建设自身的信息系统，加强医院信息管理。

建设现代医院信息系统是一项复杂的、长期的系统工程，需要投入大量的人力、物力和财力。一般地，医院信息系统的建设应遵循下列步骤。

（一）制定总体规划

由于现代医院信息系统建设任务的复杂性，因此在医院信息系统的实际开发之前进行良好的总体规划是最关键的一个步骤。盲目地、无计划地开发信息系统可能会导致开发出来的产品根本不适用，造成人、财、物资源的极大浪费。

计划开发医院信息系统的医院首先应组建一个专门小组进行总体规划。这个小组必须包括医院的各级管理者、系统分析和设计方面的专家、医院各主要职能部门的代表、计算机专家等。

总体规划主要应考虑以下一些因素。

1. 明确本医院的定位和发展方向：例如社区医院和三级医院的医院信息系统无论从功能要求上和规模结构上来说都是大不相同的，不同性质的医院对信息系统有不同要求。

2. 明确本院的基本条件如经济能力、人员素质、配套设施、组织结构、管理模式等。

3. 明确原有信息系统的基本状况，包括流程、缺陷、范围等。

4. 明确医院信息系统发展步骤：一般地，医院无法一次性完成一个完整的医院信息系统，因此必须确认各个部门、各个项目的优先顺序，明确哪些部门或项目易于发展信息系统，哪些部门或项目存在较大困难。必须明确本次建设所涵盖的范围。

5. 评价不同类型的信息系统构成方案。例如，是选择以各个部门为单位构建还是以各功能子模型方式构建，评价各自的优缺点，选择最合适本院的方案。

6. 评价不同方式的信息系统开发方式。常见的开发方式有如下 3 种：①自主开发：优点是适用性好，修改、维护容易，开发费用低；缺点是开发周期比较长，可扩充性差。②联合开发：优点是针对性强、适用性好、技术有保证；缺点是周期太长。③直接购买商品软件：优点是周期短、风险小、运行稳定、技术有保证；缺点是适用性差、开发费用高、修改维护依赖于开发商。

在美国，大医院由于具有较复杂的功能和很多特殊要求，一般自主开发 HIS；中小规模医院则一般主要购买商品化软件。

（二）系统开发

医院信息系统建设的总体规划为具体开发工作指明了方向，接下来的任务就是按照规划中确定的总体方案和开发计划，进行具体的系统开发。按照软件工程要求，一般按以下 3 个步骤进行。

1. 系统分析

系统分析阶段的目标，就是按照总体规划中所定的开发项目，明确系统开发的目标和医院的需求，提出医院信息系统的逻辑方案。在整个系统开发过程中，系统分析主要回答“做什么”的问题，把要解决哪些问题、满足医院哪些需求等情况调查分析清楚，从逻辑上，或者从信息处理的功能需求上提出系统的方案，即逻辑模型，为下一步进行物理方案设计提供依据。

系统分析一般按照以下 4 个步骤进行。

（1）系统的初步调查：主要目标是从系统分析人员和医院管理人员的角度来观察新项目有无必要和可能进行开发。

（2）可行性研究：在大致明确系统规模、项目范围和目标后，对所提出系统的逻辑模型和各种可能方案从技术可行性、经济可行性、运行可行性等方面认真进行研究评价。

（3）原有系统详细调查：在可行性研究的基础上进一步对原有信息系统进行全面深入地考察分析，明确其薄弱环节、找出要解决的问题。

（4）新系统逻辑方案的提出：这一阶段主要目标是明确医院的信息需求，确定新系统的逻辑模型，完成系统说明书。

系统分析主要采用的工具包括数据流图、数据词典、结构化语言、决策树、决策表等。此外，一些非结构化方法如系统流程图、组织结构图、业务流程图、功能分解图等也常用。

2. 系统设计

系统设计阶段的主要任务是将系统分析阶段提出的反映医院信息需求的系统逻辑方案、系统说明书转换成可以实施的基于计算机通讯技术的物理方案，即回答“怎么做”的问题。开发人员应严格按照系统说明书的要求，综合考虑现有技术、医院实际需求、系统运行环境、信息技术的标准法规等进行设计。这一阶段大量工作是技术性的，但是成功的设计关键还在于对系统逻辑功能的充分理解和对用户各种需求的深入、准确地理解和把握。

这一阶段的主要工作包括下列内容。

（1）系统总体结构设计：系统总体布局方案的确定，软件系统总体结构的设计，硬件方案的选择和设计，数据存储的总体设计。

（2）详细设计：代码设计、数据库设计、输出设计、输入设计、用户界面设计、处理过程设计等。

（3）系统实施进度与计划的制订。

（4）编写“系统设计说明书”。

常用的系统设计工具有结构化设计中的系统流程图、HIPO（分层和输入—处理—输出）技术、控制结构图等。

3. 系统实施

系统实施阶段的主要任务是把前一阶段的技术设计转换成为物理实现，主要包括编制程序、程序（或系统）测试、系统安装、编写操作手册与用户手册等工作。

（1）编制程序：用合适的程序设计语言，按系统设计说明书的要求把过程转换成能够在计算机系统上运行的程序源代码。这一部分工作比前阶段的工作相对来说容易一些，但是为保证成功，程序设计人员也必须充分理解系统说明书的要求，并熟练掌握、正确运用程序设计语言。

（2）系统测试：系统测试是医院信息系统开发中极为重要而又十分漫长的阶段。因为不管在前几个阶段的工作是如何的严格、全面，总是难免会有一些差错或者遗漏发生，这就需要在系统正式投入运行前通过测试把它找出来并加以纠正，否则可能导致重大的损失。例如，1963年美国由于在控制火箭飞行的程序中有一个语句有误，导致火箭飞行途中爆炸。有统计显示，较大规模系统的开发，系统测试的工作量往往占整个工作量的40%～50%。

系统测试一般按单元测试、组装测试、确认测试和系统测试4个步骤进行其中，单元测试为测试每一个单独的程序模块或子程序的正确性；组装测试为测试多个模块连接起来的正确性；确认测试主要是测试软件是否符合医院用户的需求；系统测试为综合测试软硬件、用户和实际运行环境。

（三）系统使用和维护管理

医院信息系统在测试正常、安装完毕之后，必须进行适当的维护，这需要在使用过程中取得组织和人员的配合。

1. 医院信息系统使用管理

在HIS近40年的发展历程中，人们开发了成千上万的应用系统，总的来看失败的系统要远远多于成功的系统。20世纪70年代中期美国的一项研究表明5年内开发的HIS只有19%还在使用。很多HIS学者分析了失败的原因。

（1）认识错误：医院管理人员和医护专业人员往往不清楚计算机能干什么和不能干什么，对计算机系统的应用效果期望太高，以为计算机通讯系统的引进能够自发地解决一切医院管理与服务中存在的问题，如管理混乱、效率低下、缺乏统一性和协调性、浪费严重等，而没有认识到 HIS 作用的充分发挥恰恰是依赖于这些问题的改进。计算机系统和管理相辅相成，管理工作越有条理，计算机系统越能发挥它的支持作用使管理工作更富效率；管理工作混乱，计算机系统则只是一堆废铜烂铁，白白浪费了大量资源。

（2）医院工作人员缺乏足够的计算机知识：医学专业和计算机专业学科跨度过大，往往很难兼通；加以很多系统的设计和操作过于复杂，没有良好的人–机界面，导致医护人员不愿使用计算机。

（3）往往是计算机专业人员而不是医院管理者和医护专业人员成为 HIS 开发的中心。医院的功能结构、数据流程等具有其特殊性和复杂性，计算机专业人员很难对此有深入了解，因此导致开发的系统不适用：需要的功能没有，开发的功能不需要。

（4）没有良好的管理措施：HIS 越复杂，越要求良好的管理措施和规范。否则一旦 HIS 出错，即会严重影响医院正常工作，损害医院工作人员对 HIS 的兴趣和信心。

（5）没有足够的资金：HIS 往往并非一次就能建设完成，在使用过程中需要一定的维护资金；需要有进一步扩充功能和结构的资金；需要更新设备和软件系统的资金等。资金的缺乏也会使 HIS 失败。

有鉴于此，为了保证 HIS 的成功，除了在开发中注意对需求的分析，注意良好人机界面的设计等之外，在使用中还必须注意以下 4 点。

（1）端正认识：医院信息系统只是一种工具，其作用的发挥依赖于人员和组织的配合。一方面，数据必须由人输入，数据的准确性、规范性最终也只能由人负责；另一方面，信息系统提供的结果最终还是由人来使用，管理者水平到什么程度，信息系统的作用就能发挥到什么程度。如果管理者还是用经验而不是用数据说话，那么信息系统则几乎不能起任何作用。

（2）人员培训：应该尽可能加强管理者和医护专业人员的计算机知识培训，用好计算机信息系统。

（3）信息知识和信息处理规范的宣传普及。

（4）建立健全信息系统使用规范和制度。

2. 医院信息系统维护

医院信息系统投入使用之后，就进入了系统正常运行与维护阶段。一般地，信息系统的使用寿命短则 4~5 年，长的可达到 10 年以上。由于软硬件系统在使用过程中难免会出错，而且系统的使用环境在不断发生变化，因此系统维护工作对于保证信息系统的正常可靠运行，并使系统能够不断得到改善和提高，具有十分重要的意义。很多信息系统的失败与不重视系统维护有重要关系。系统维护工作主要包括以下内容。

（1）系统应用程序维护：随着医院发展，医院的业务可能发生变化，因此需要对程序进行适当地修改以适应这种变化。

（2）数据维护：数据的更新、随业务变化而进行的数据内容增减、数据结构调整等，还包括数据的备份与恢复。

（3）代码维护：随着信息系统应用范围、功能要求的变化，各种代码需要进行增加、删除或者修改。

（4）硬件设备维护：保洁、部件更换、更新设备等。

医院信息系统从开发方法、结构形式、功能范围等各个方面都处在不断地发展变化之中，现实生活中也并不可能提供一种统一的系统模式供所有医院使用医院应该根据自身的性质、定位、规模、管理模式、人员素质等因素，综合考虑是否开发医院信息系统，开发到什么程度？切忌一哄而上，盲目攀比，结果将造成资源的极大浪费，对医院发展则起不到任何有益的作用。

（陈建水　沙艳荣　孙传传　黄海萍）

第四章　病案管理和医院统计

第一节　病案管理

一般病案（medicine record）可以通俗地理解为有关患者诊治经过的“档案”。我们可以把它定义为“病案是医务人员记录疾病诊疗过程的文件，它客观地完整地、连续地记录了患者的病情变化、诊疗经过、治疗效果及最终转归，是医疗教学、科研的基础资料，也是医学科学的原始档案材料”。

病案是随着医学的发展而产生和完善的。病案管理是一门专业学科，它主要研究病案史学理论和科学管理方法，是医院管理学的一个分支。美国于1928年即成立了病案协会，1952年在英国伦敦召开了第一次国际病案代表大会，1968年在瑞典斯德哥尔摩召开的第六次国际病案代表大会上正式成立了国际病案组织联合会（International Federation of Health Records Organizations，IFHRO），该组织作为非政府性国际组织与WHO有着密切的联系，许多活动都得到了WHO的支持，它的宗旨是加强各国的病案管理经验和学术交流。国外许多国家建立了病案管理专业，为医院病案管理培养专门的人才。

一、病案的作用

随着医学的发展，病案的内容日益丰富，其所包含的信息量越来越大，作用也越来越明显。提高病案管理的科学水平，充分发挥其作用，对于提高医院的医疗技术和科学管理水平，都具有十分重要的意义。之所以要强调病案管理，是由于病案在以下诸方面发挥着无可替代的作用。

1. 医疗方面

病案是临床实践的原始记录。它如实地记录了患者的病情变化、医务人员相应的处理措施及其结果和转归，是医务人员进一步诊疗护理的重要依据和出发点。

2. 教学方面

一份好的病案就是一本生动的教材，使后学者能够从中汲取经验和教训。

3. 科研方面

不同技术治疗同一疾病的优劣比较；新技术和新药物的临床实际效果评价；临床医疗经验的总结归纳；疾病的发生、发展规律探索，这些都需要从病案中寻找坚实的科学证据。对病案资料的累积和合理利用，能够提高医学科研水平，促进医学科学发展。

4. 医院管理方面

对病案的科学统计分析能够提供大量关于医务人员医疗质量、技术水平、服务态度和工作效率等方面的信息，管理人员则可以据此制订出有针对性的管理举措。

5. 疾病预防

通过对大量病案的研究可以总结出关于疾病谱变化、死因构成变动等方面的材料，从而为疾病预防和监测提供参考依据。

6. 历史价值

有许多标志着医学科学发展和重大突破的病案，如上海医科大学附属华山医院世界上首例臂丛神经移植手术等，都具有重要的医学历史价值。此外，对病案的研究能从一个侧面帮助了解医院的变迁、医院在诊疗技术上的发展史，从而有助于了解社会的发展史，因此是科技档案和国家档案的组成部分。

7. 法律方面

由于病案是患者病情和诊疗全过程的重要书证，因此，在处理有关医疗纠纷案件时是十分重要的法律证据，具有法律效力。

8. 医疗保险方面

这个方面的作用主要始于医疗保险的推行。保险公司进行理赔时，需要对医院医疗服务的合理性进行评价。所采用的主要手段就是组织医学专家对病案进行回顾性的抽查和全面检查，对于那些不合理的服务如大处方等，将拒绝补偿甚或采取一定的惩罚措施。

以上各个方面作用的发挥依赖于病案的真实性，特别是当病案所提供的证据涉及医院和医生的利益关系的时候（如在法律和经济方面）。由于目前的病案由医院保管和管理，机制上无法避免医院在特殊情况下会采取某些规避措施，如修改病案等。

二、病案管理的任务

病案管理的主要目的是要保证医院所有病案的完整、正确、安全和连续，并且在需要的时候能够提供使用，使病案的作用能够得到充分发挥。根据这个目的，病案管理需要完成以下一些主要任务。

1. 病案集中

按时收取全院患者的出院病案（门诊病案由挂号室负责），检查病案内容的完整性和书写格式的规范性（有无涂改）。

2. 整理归档

负责病案的整理、编目、索引、登记、装订、归档和上架。

3. 保管供应

负责病案存放的安全和保密，并保证病案的完好；负责医疗、教学、科研用病案和其他使用病案的供应和及时回收工作。

4. 统计分析

提供基本的统计分析信息，配合做好随诊工作。

5. 制定规章制度

制定病案管理的各项规章制度，并认真贯彻执行；制作医疗用各种表格册子的审核、更新和印刷工作。

三、病案的组织管理

（一）病案组织管理的特点和任务

1. 病案组织管理的特点

病案组织管理工作与病案技术管理和病案质量管理是相互依存、相互制约和相互促进的。病案资料积累越多，信息内容越丰富，信息流的作用越强，反馈出来的病案质量就越高，如果没有科学管理方法是实现不了这些要求的。只有良好的组织管理，才能达到以病案信息指导医疗、教学、科研实践，以管理贯穿医疗、教学、科研，在提高医疗、教学、科研质量的同时提高病案质量，形成良性循环。

2. 病案组织管理任务

负责病案管理规章制度的制定及监督执行；负责全部病案资料的统一管理如门诊和住院病案的收集、整理、保管、供应、存贮、分类、编目、缩微、随访、计算机应用和有关统计工作等；检查病案质量；组织开展新技术的应用；研究病案管理的新方法等。

（二）病案组织管理体制和组织设置

病案管理工作面向全院，并有其自身完整的专业技术和理论体系，是医院内一个独立的工作部门。在现代医院管理体系中，病案管理属于医院信息管理范畴，所以，医院应在信息中心或信息科下设病案室，归属信息中心或信息科。同时，医院也可以成立病案管理委员会，由业务院长领导，由各临床科室主任、护理部主任、医务科主任、信息中心主任、病案室主任等组成，在病案管理工作上对院长起到参谋、咨询的作用，对病案室起到指导、检查的作用。

四、病案的业务管理

门（急）诊病案包括首页、副页和各种检查报告。住院病案一般包括首页、医疗部分、检验部分、护理记录、各种证明文件 5 个部分。病案的业务管理包括病案形成、保管、供应利用这 3 个环节。

（一）病案的形成

病案的形成是指病案从建立到归档的过程。它包括了病案的建立、书写、收集、整理和归档等工作内容。

1. 病案的建立

（1）门（急）诊病案的建立：由患者自填姓名、性别、年龄、单位、住址等基本识别项目，经挂号室人员建立一个患者姓名索引，患者诊疗结束后由挂号室收回，归档保存。目前，我国大部分医院对门（急）诊基本上实行患者自管病案。

（2）住院病案的建立：医院出入院管理处的人员根据患者门诊病案和入院通知单填写病案首页基本情况，建立住院病案，交给值班护士，放入病案夹中。

2. 病案的书写

（1）门诊病案书写的要求：门诊病案无固定格式，总的要求是简明扼要。可着重写主诉和现病史、药物过敏反应。对于复诊患者，可着重记录就诊后的病情变化。

（2）住院病案书写的要求

①首页：住院病案首页的姓名、年龄等由住院处填写，入院后由住院医生审查并校准，其余各项由住院医生在患者出院时填写，由主治医师和主任审阅签名。

②住院病历：住院病历书写要注意以下几个方面。a. 主诉：患者诉说的症状，要求文字简单。b. 现病史：要详细记录患者的主要症状特点和演变过程。c. 体检记录：要全面、系统，注意记录与鉴别诊断有关的阴性体征。d. 诊断：要完整、主次分明，

按疾病的主次排列。

③病程记录：病程记录包括首次病程记录和其后的病情变化记录以及手术前后病程记录。一般患者每天记录一次，危重患者应随时记录。a. 首次病程记录：应包括值班医生的接诊记录、诊断根据和初步诊断处理意见，当天的病情变化。b. 以后病程记录：应包括患者的症状、体征的演变、检验和检查记录、查房讨论、会诊意见、诊疗措施、主管医生的分析预测、患者的要求等。c. 交班小结：医生交接班时应在病程记录中写交班小结，包括前一段时间的诊疗过程、目前诊断、存在的问题和注意事项。d. 转科记录：患者转科时要写明转科的目的和当前的诊断。e. 会诊记录：应包括会诊的目的、要求、会诊医生对病史特征的补充、进一步的检查和诊治意见。f. 死亡记录：应记录死亡前的病情变化、抢救措施和死亡时间、最后诊断和死亡原因。

④出院记录：应在患者出院后 48 小时内完成，主要记录出入院日期、简单病史、入院后的主要检查结果、诊断和治疗措施、治疗效果、疾病的转归、出院后注意的事项、复诊的时间等。

3. 病案的收集

要建立严格的规章制度，在病案的形成过程中防止有关材料的散失。

4. 病案的整理归档

住院病案一般包括以下 5 个部分。

（1）病案首页：是患者的鉴别资料，包括姓名、性别、年龄、工作单位、住址等。

（2）医疗部分：医生对疾病进行诊断治疗所做的记录，包括病历、病程记录、医嘱单、诊疗图表、诊疗计划、病例讨论等。

（3）检验记录：各种检查化验所得的检查记录和报告单，包括各种化验检查记录、病理检查等。

（4）护理记录：护理人员对患者的观察、处理所做的各项记录，包括特别护理记录、体温脉搏表、护理计划等。

（5）各种证明文件：如手术报告、来往信件、患者疾病诊疗证明书等。

病案整理工作完成后，即可装订并编制索引，装入封袋归档保管。

（二）病案的编排顺序

病案的编排，在治疗期间的顺序与患者出院后装订的顺序几乎相反，特别是护理记录和医嘱部分。

1. 患者住院期间的病案编排顺序

（1）体温表（按日期倒排）。

（2）医嘱单（按日期倒排）。

（3）治疗计划。

（4）病历、病程记录、麻醉记录、手术记录依日期先后顺序。如为转科患者，一切记录放在转出科的记录上面。

（5）各种治疗报告、会诊记录、X线摄片报告、透视报告、超声检查报告、心电图、照片等，各类别集中在一起，按日期倒排。

（6）检验记录单，按日期倒排。

（7）各种化验报告，依日期先后从下而上地粘贴在化验报告粘贴页上，按日期倒排。

（8）病历检查报告，按日期倒排。

（9）治疗图表，包括整个治疗过程，各按日期倒排。

（10）手术报告单。

（11）住院病案首页。

（12）入院前门诊病案。

（13）行政文件、外来文件。

（14）护理记录。

2. 患者出院后病案装订时编排顺序

（1）目录页：诊断、手术、出入院日期等，由病案室填写。

（2）首页：患者姓名、性别、年龄、工作单位、住址等，由住院处或病案室填写其余项目由住院医生填写。

（3）相片：按摄影日期先后顺序。

（4）住院前的门诊病案。

（5）病历：入院记录、病史主诉、现病史、过去史、家族史、地方史、婚姻史，体格检查、初步诊断、拟诊讨论。

（6）病程记录：治疗过程、进程记录，均按日期先后排列。分下列各项：病程记录、转科记录、会诊记录、X线摄片报告、透视报告、超声检查报告、麻醉记录、手术记录、手术后记录、心导管检查报告、核磁共振报告、CT报告、脑造影、内镜检查记录、出院记录、死亡记录，以及其他一切有关病程进展的记录。

（7）治疗图表：整个治疗过程，如糖尿病记录表、白血病记录表、物理治疗表等。

（8）治疗计划。

（9）各种化验报告：按日期先后从上而下地粘贴并将结果书写于外露的右角上。

（10）病理检查报告。

（11）特别护理记录。

（12）体温脉搏图。

（13）医嘱单。

（14）入院证、尸体处置单、手术签字单等。

（15）护理病历、液体出入量记录。

（16）随诊或追查记录。

（17）来往信件、有关患者疾病治疗证明书。

（18）尸体病理检查报告。

（三）病案管理工作流程

按照卫生部对病案管理工作的要求，所有在医院就诊的患者（包括门诊患者）都应建立完整的病案、每一名患者在院内只能建立一份病案，病案号必须唯一。

1. 门诊病案管理

门诊病案在患者初诊挂号时即建立，目前很多医院采取患者自管病案的做法。

2. 住院病案管理

（1）患者出院前一天，所在科室将病案按规定顺序整理；在出院会计室结账完毕之后，将病案送至病案室。

（2）病案室对出院病案各项记录和排列顺序应进行检查，发现不全或遗漏，应及时退还科室重新整理或增补。

（3）病案整理好之后，编号、装订。

（4）已装订的病案，应在出入院患者总登记本上逐项登记，并制作姓名索引卡片，疾病和手术分类的编目和索引。死亡者应专门进行死亡登记和编目。然后，按病案号顺序排列归档。

（四）病案保管

采用科学的方法库藏病案，以便于核对、检查、鉴定和提供使用，同时，维护病案的完整和安全，最大限度地延长病案的使用时间。

1. 编号

病案编号管理以比较简单易行、有利于保管和供应，也便于检索为目的。编号有以下 3 种方法。

（1）一号集中制：门诊病案和住院病案均使用一个统一的编号。有条件的医院可以将放射、病理、心电图、CT 等特殊检查以病案号为准进行编号，以简化手续，保持病案资料的系统性。优点：手续简便，便于记忆和识别；有较好的连续性，有利于系统观察患者病情的演变；可避免一个患者在同一个医院内因多种编号而造成差错；便于编制检索程序和利用检索工具。缺点：因门诊病案和住院病案放在一起，且住院病案随着住院病案的逐年增加，门诊病案的调用率极高，容易增加门诊病案的工作量；不利于住院病案的长期保管、鉴定和销毁工作。

（2）两号集中制：门诊和住院病案分别编号，即门诊号和住院号。门诊患者使用门诊病案号，住院时另给一个住院号，门诊病案并入住院病案内，原门诊病案号作废，患者出院后来院门诊复查或再次入院，均使用住院号。优点：有利于住院患者的诊疗工作和对住院患者病案的科研工作，有利于住院病案的长期保管的系统性和完整性。缺点：因科研教学的需要，经常调用住院病案，影响患者在门诊就诊时使用；患者出院后在门诊时的经常使用，容易造成住院病案的破损和散失；门诊病案并入住院病案后，门诊病案将出现空号，对门诊病案管理不利。

（3）两号分开制：门诊病案和住院病案采用两个系统分别编号，分开管理。患者住院时，门诊病案带入病房作为参考，患者出院时，复写一份住院病案摘要，归入门诊病案，以备门诊诊疗时参考。优点：能及时满足门诊和科研教学使用病案的要求；可以避免门诊病案经常调用造成的住院病案的破损和散失；省去了门诊和住院病案的合并工作，节省人力。缺点：不能保持一份病案的完整性和系统性对观察患者的远期疗效产生一定的影响。

上述 3 种病案编号方法各有其优缺点，医院可以根据其实际情况，选择合适的方法。目前，我国多数医院采用的是两号分开制。

2. 病案的存放

按编号顺序排架存放。

3. 病案保管的安全措施

（1）控制病案库的湿度和温度：病案库的温度在 14~18 ℃，相对湿度在 50% ~65%

较为适应，要有良好的通风和除湿。

（2）防止阳光暴晒：病案库应采用封闭式建筑设计，或安装防阳光直射的窗户，以防止阳光的暴晒。

（3）防鼠、灭虫、防霉。

（4）防尘。

（5）防火。

（五）病案的利用

病案管理的根本目的是向医疗、教学、科研、疾病统计和医院管理等提供良好服务，因此病案的利用管理是病案管理的关键环节，前述的种种管理工作和内容也都是为了病案的良好利用奠定基础。

1. 病案利用管理的主要内容

（1）全面了解病案室内的病案情况，编制各种检索工具和参考资料。

（2）根据各方面的不同需求，及时主动地提供服务。

2. 病案利用的主要工具

为快捷、方便和全面地提供病案，医院应建立较好的病案索引工具。医院病案登记一般按患者姓名、疾病和手术名称索引，或运用计算机对病案进行检索。

（1）患者姓名索引：为了根据患者的姓名查找门诊或住院病案的目的而编制的，主要为临床服务。在建立病案时，每一份病案都要按患者的姓名、性别、住址、病案号、身份证号、邮政编码等建立索引。可按门诊患者姓名、住院患者姓名和死亡患者姓名索引编设。

（2）疾病索引：把每份病案首页上的疾病名称和手术名称按一定的方法建立索引。它是建立在疾病分类编目的基础上实现的。目前，各国采用的分类方法是《国际疾病分类法》（ICD），国际疾病分类法用于病案的编目和检索，其优点是编码位数少，系统层次比较清晰和实用，使用操作简便，易于编码人员掌握使用。手术名称的分类索引的编制，应采用《国际医学操作分类》（ICPM），以便与疾病分类索引的编码方法配套，形成一个完整的病案检索体系。

（3）计算机病案检索系统：运用计算机技术进行病案检索为病案的快捷利用提供了途径，它可以从多种关键词进行检索，是医院病案管理的发展方向，其远期目标是“无纸化病案”。

五、病案的质量管理

为了给医院医疗业务工作和科研工作提供优质的病案信息服务，必须对病案进行质量管理，为此，应做好两方面的工作。

（一）提高病案书写质量

1. 制定病案书写规则，统一术语，统一规格，实行标准化管理。

2. 建立病案书写质量的各项检查制度。

3. 把病案书写质量作为医务人员工作能力考核的一个依据。

4. 把病案书写质量管理纳入医院医疗质量管理的范畴。

（二）开展病案管理质量评价

通过以下指标可以对病案管理进行质量评价，从而做到反馈控制。指标如下：病案编号准确率、患者姓名索引排位准确率、查找病案分科传送准确率、住院病案供应率、出院病案 3 日内回收率、出院病案整理合格率、报告单归档排架准确率、病案缩微胶片存储管理完好率、疾病分类和编码符合率、病案信息计算机录入准确率等。

六、病案管理组织

（一）病案管理委员会

病案管理委员会由主管业务的院长领导，其成员由各临床科主任或高年资主治医生、护理部主任、医务科主任、信息科主任、病案室主任等组成，作为院长和医务处领导病案工作的参谋咨询组织。

病案管理委员会的主要工作包括：①全面掌握本院病案管理工作的情况和存在问题；②制定本院病案管理的规章制度；③拟定有关医疗用表簿；④定期组织病案质量检查；⑤讨论和确定疾病诊断和手术名称的统一命名；⑥每年向院长提交工作报告。

（二）病案室

病案管理工作面向全院，应该是医院内一个独立的工作部门。在现代医院管理体系中，病案管理属于医院信息管理的范畴，应归属医院信息科或医务处领导。

1. 病案室的人员编配及素质要求根据有关研究报道，门诊病案管理人员按日均门诊人次 1∶120~1∶150 的标准配置；住院病案管理人员按床位 1∶120~1∶150 的标准配置。病案室专业人员需要接受一定的专业教育，包括档案学、医学基础知识、医院管理学、卫生统计、中文书写、中外文打字和计算机操作等。随着病案工作的计算机化，对于计算机操作技能的要求将会越来越高。

2. 病案室的建筑和装备

病案室应有病案库、病案阅览室、计算机室和病案管理人员工作室等专门用房。病案库的面积应以病案数为依据，据统计一般每增加一万份病案需要增加 $3m^2$ 的空间。病案室的装备则主要包括病案架、空调、计算机及其配套设施、复印机、照相机、缩微机和缩微阅读机等。

七、病案管理的发展方向——无纸化病案

所谓“无纸化病案”是近年来新出现的一个名词，意指病案主要不再以纸质形式存在、流动、保存和使用，而是全部进入计算机，通过计算机及网络实行病案的存储、查询、使用。在目前阶段所进行的主要是病案首页进计算机。无纸化病历是现代化病案管埋的主要发展方向，而其基础是全面的医院信息系统的推行、医护人员计算机知识和技能的提高以及医院管理及运作思想的转变。

“无纸化病案”的优点显而易见：患者诊疗过程中的信息实时流动将大大便利医护人员的工作，医护人员只要录入信息，有关试验结果、检查报告、医嘱、病情发展等信息便一览无余；能大大提高对病案信息的利用能力，有力促进医学科研和教学工作；能大大减轻病案管理的工作量；通过网际互联，将达成医学信息的共享，有利于医学科学的发展。

当然，实行“无纸化病案”也存在着不少困难，例如病案资料由谁输入计算机、医护人员的计算机知识和技能是否能达到要求、软硬件建设等。此外，计算机病毒和其他一些技术上的问题也会给病案的存储和使用带来潜在的风险。即使全面实行了电子病历，在计算机技术发展得更加完善、相关的法律法规政策也已经完备之前，可能在相当长的时间内手写病案还需要同时进行。

第二节　医院统计

在现代医院管理中，面对纷繁复杂且不断变化的现实环境，每一位管理者（决策者）的重要任务就是如何在各种可选方案中选择出最佳方案，而正确的选择离不开及时和准确的统计数据的支持。现代统计学主要研究数据的收集、整理、分析与推断，通过统计方法的运用，透过偶然现象来探测事物发生、发展的内部规律性。医院统计则是运用统计学的理论和方法，对医院的各项工作信息进行观察、分析和推断，以全局的观点，用数据来反映医院的工作效率、工作质量和社会经济效益，进而阐明医院系统中各组成部分之间的相互关系及其规律性的一项工作。

根据 1984 年 1 月公布的《中华人民共和国统计法》的规定："统计的基本任务是对国民经济和社会发展情况进行统计调查、统计分析、提供统计资料、实行统计监督"。结合现代医院管理的实际需要，医院统计的基本任务是对医院的发展、资源的利用、医疗护理质量、医技科室工作效率和全院的社会经济效益等情况进行科学收集、整理、分析和推断，提供各种信息和报表，进行专题科学研究，实行统计服务和统计监督。

为了保证医院统计工作的有效性，医院统计工作应努力实现"六化"目标：统计指标完整化、统计分类标准化、统计调查工作科学化、统计基础工作规范化、统计计算和数据传输技术现代化、统计服务优质化。现代医院信息系统的不断推行和完善将为促进医院统计工作的不断发展提供坚实的基础和便利的条件。

一、医院统计工作的特点和作用

（一）医院统计工作的特点

1. 医院统计资料的复杂性

这是由于医院工作本身的复杂性所致。医学科学本身具有很大的经验性，很多内容不是非常确定的，这导致了统计工作的不确定性和复杂性。例如，对某种疾病的诊断标准可能不是很明确；对某种疾病的诊断标准和治疗手段，各地区可能有所差异，这样同一指标在地区之间比较时将受到很大影响。

2. 医院统计资料要求完整性、系统性和连续性

医院的科室多，专业分工极细，统计项目很多，容易发生统计资料丢失和统计项目不全的情况；而医院每个时期的统计资料都有承前启后的作用，在时间上是连续的。医院统计资料需要长期积累，不能搞短期突击或事后追补。

3. 医院统计的专业性和技术性比较强

统计工作人员必须专职，也必须掌握一定的医学知识，才能保证统计资料的准确性。

（二）医院统计工作的作用

管理工作中常有"见树木与见森林"的说法，指的是决策者是否只看到了局部的情况还是掌握了全局的情况。统计工作的主要目的就是通过统计分析和推断，全面了

解医院工作的情况，即所谓的“见森林”，从而为进一步的决策提供依据。

1. 医院统计是制定医院工作计划的重要依据

人们常说统计是认识的武器、管理的工具。认识的武器即用数字描述客观存在的事物，帮助人们对有关的事物形成具体的概念，进一步把握事物的本质和规律。管理的工具即管理者和决策者根据这些统计数据，作出明智决策，指导医院的实际工作，提高医疗质量。

2. 医院统计是医院实行科学管理的主要工具

医疗机构与医疗消耗之间有几种关系——高疗效、高消耗；低疗效、低消耗：低疗效、高消耗；高疗效、低消耗。为广大人民群众提供优质、高效、低耗的医疗服务是医院工作的根本目的。要达到这一目的，可以根据一些关键统计指标实行科学目标管理：缩短住院日，提高病床周转率；在提高医疗质量的前提下，合理地扩大收容量，提高病床使用率；合理检查，合理用药。

3. 医院统计是医院工作检查和监督的手段

如出院人数指标是一定时期医院收治患者能力的反映，病床周转率反映医院收治患者的周期及工作效率，病床使用率指标反映医院的负荷情况。类似这样的一些指标可用于医院工作的检查和监督。

4. 医院统计是临床医学科学研究的必要条件

医学科学在很大程度上是一种经验科学，对不同疗法的疗效比较；新药的药效；医疗技术的经济性、安全性、有效性和社会性等的评判都依赖于对于临床实践的统计、总结和分析推断，才能得出相对正确的结论。目前，国际上流行的循证医学（Evidence-based medicine）正是一种统计方法的运用，用来评价到底何种医疗技术才是最好的。

二、医院统计工作的制度、范围

（一）医院统计工作制度

为了保证医院统计质量，充分发挥医院统计在医院管理中的作用，医院必须制定严密的工作制度，医院统计人员应严格遵守。医院统计工作制度大体包括以下 9 点。

1. 执行国家有关统计工作制度。

2. 根据医院现代化管理和填报报表的需要，规定医院内部使用报表的种类格式、填报程序和期限。

3. 对报表中的名词的含义及指标的计算公式作出说明和解释。

4. 拟订主要医疗文件格式、登记簿和通知单等，结合医疗工作程序，规定填报、统计和归档程序。

5. 检查、审查医院各部门统计登记工作质量。

6. 严格按统计报表的制度规定，及时、准确、完整地向上级有关部门报送各种法定统计报表。

7. 对医院各项任务计划执行情况和医院管理情况随时进行统计分析，实行统计服务和统计监督。

8. 管理医院统计调查和各项基本统计资料，建立医院统计资料档案的保管制度。

9. 按规定的期限向医院领导和有关科室报送日报、月报、季报、年报、全年医院统计汇编等各种报表资料。

（二）医院统计工作范围

根据现代管理科学原理，一个完整的管理系统应由决策、执行、信息、咨询、监督 5 个分系统组成。医院统计作为医院管理系统的组成部分，同时兼有信息、咨询、监督 3 种职能，其基本要求是：收集医院医疗过程和管理过程中的各种信息，运用统计学的原理和方法进行科学加工和处理，向决策和执行系统反馈信息提供咨询，对医院的各项工作过程实行监督和控制。据此，医院的统计业务范围应包括医院的医疗业务、人员管理、固定资产、物资消耗、经济效益等方面的综合统计，其内容应包括这些方面的规模、数量、效率、质量和发展趋势的预测等。

1. 医疗业务统计

（1）门急诊工作：门急诊工作量、工作效率、工作质量等。如门诊人次、门诊患者来源、门诊诊断符合率、门诊病历书写合格率、急诊人次、急诊抢救成功率、观察床使用率等。

（2）住院诊疗工作：病床开放、占用和病床周转情况，住院诊断和诊疗情况，住院工作效率。如全院实际开放病床数、病床使用率、平均病床周转次数、入出院诊断符合率、病房抢救成功率、平均住院费用等。

（3）护理工作：基础护理、一级护理的数量、质量和护理技术操作质量以及家属陪护情况。如基础护理合格率、一级护理合格率、护理技术操作合格率、家属陪护率、压疮发生率等。特别注意传染病和肿瘤的统计。

（4）疾病统计：住院患者疾病分类统计、患者出院时的转归情况、患者住院天数和平均住院天数。

（5）手术统计：手术种类、数量和质量等。如各类手术的分类比例、手术前平均住院天数、无菌手术感染率、手术并发症发生率、手术死亡率、麻醉死亡率等。

（6）医技科室统计：医技科室的发展总量、工作效率、工作质量等。如检查报告的准确率、检查报告误诊率、X 线检查阳性率、CT 检查阳性率、超声检查阳性率等。

（7）社区医疗服务情况：出诊、家庭病床、医疗咨询等。

2. 人员统计

（1）人员配备：各部门的人员配备和变动趋势。

（2）职称构成：医院各类技术人员的构成以及各类技术人员内部的职称构成以及职称的变动情况和发展趋势。

（3）人才培养和使用情况：各级各类技术人才外出进修、培训、再教育和使用情况。

（4）职工健康和出勤情况：主要有职工患病率、住院率、出勤和缺勤率等。

3. 固定资产统计

（1）医院规模：医院占地面积、建筑面积、病床数、固定资产总额等。

（2）医疗设备：医疗设备总台数、分类医疗设备台数、各种金额等级以及台数医疗设备的使用率、完好率和维修情况、医疗设备总金额。

（3）其他设备：生活辅助设备、运输设备、供电、供暖、制冷、供水、消毒、污水处理等设备的台数、金额和使用、保养情况等。

4. 物资统计

统计中西药品、卫生材料、被服用品、印刷品、办公用品等各类物资的入库、出库、消耗情况。

5. 医疗费用和经济收益统计

（1）医疗费用：门急诊患者平均诊疗费、平均医药费和平均检查费，住院患者平均医疗费、平均医药费、平均检查费、分科患者平均住院费、单病种患者平均医疗费等。

（2）经济收益：医院业务总收入、业务总支出、结余总额、固定资产收益率、专用设备收益率、药品加成率、年流动资金周转次数等。

6. 资料、情报、科研及其他统计

（1）图书资料：期内图书、期刊购入数，累计藏书数等。

（2）医学情报：医学情报资料的收集数、累积数、利用率等。

（3）病案统计：新建病案总份数、累积病案份数、期内调用病案份数、甲级病案份数、病案遗失率等。

（4）科研统计：期内新立科研项目数、完成科研项目数、科研项目获奖数等。

（5）论文统计：期内论文发表数、发表刊物等级、论文获奖数、获奖等级等。

三、医院统计工作的程序

医院统计工作程序大致可分 3 个步骤，即对统计资料的收集、整理和分析，这 3 个步骤是相互联系的。

1. 统计资料收集

这是医院统计工作的基础，它是按照统计的目的和任务所确立的统计指标运用科学的方法，系统地收集医院各工作部门的原始资料。医院统计资料的来源有以下 3 个方面。

（1）日常的医疗工作原始记录：病案是收集统计资料的主要来源，通过对门诊病案、住院病案、各医技部门的诊疗记录等的统计，可以获取大量的统计信息。同时，各科室的工作日志、各种检查和治疗的原始登记簿、人员、物资、设备和费用的记录资料等，也是较重要的统计信息来源。

（2）统计报表：可分为日报表和月报表。如各科门诊人次的登记和日报，病房各科入院、出院、转入、转出患者的登记和日报，每日手术的登记和日报等。在全院有关科室建立统计日报外，还需要建立月报，其内容不仅是若干统计数据，还有文字性的小结，如工作中的成就、问题、建议、意见等。

（3）专题调查：为某一特定的目的而设计的调查，可根据不同的情况，分别采用抽样调查、重点调查、典型调查等方式，其调查表是医院统计资料的又一个来源。如某种疾病的死亡调查表，某种诊疗方法的疗效调查和远期疗效的专题随访等。

2. 统计资料整理

将收集到的大量、分散的原始资料运用科学的方法进行加工和整理，使之系统化，成为能反映医院各项工作总体特征的综合数字资料。统计资料的整理可分为以下 3 个步骤。

（1）统计资料的审查：在整理统计资料之前，应该对原始资料进行审查，审查的内容包括：①资料的及时性，即各部门的统计资料是否按期上报。②完整性，即应报的项目是否填写齐全，有无缺项、漏项。准确性，一是逻辑审查，即审查统计资料各项目之间的数据关系是否合乎逻辑，有无自相矛盾之处；二是计算检查，即检查资料中各项数字的计算有无计算上的错误。

（2）统计资料的分组：区别各项目之间客观存在的质的差异，把同质的资料归纳在一起，使统计资料系统化，以利于从数量方面揭示事物的本质特征。分组是整理资料的关键，要求统计人员必须具有专业知识，设计出正确的分组体系，制订合适的整理表格，并按要求综合汇总。分组方法有按品质标志分组和按数量标志分组两种。

（3）统计资料的归类：将分组后的统计资料记录到各种事先设计好的整理表以便汇总计算各项统计指标。

3. 统计资料分析

医院各项统计指标一般来说只能反映医院工作中的某种现象“是什么”，而不能说明“为什么”。但是，可以从统计数字进行统计分析，从而寻找影响各项指标变动的因素，发现事物的矛盾及其根源，得出正确的结论。现代医院科学管理要求从医院的各个方面观察和研究影响医院工作效率、医疗质量、医疗费用、经济收益的原因，为采取改进措施、进行科学决策提供可靠的依据。统计分析一般从以下 5 个方面进行。

（1）分析事物的内在联系：医院的许多事物都是相互联系、相互影响的，通过统计分析可以揭示事物间的相互关系。例如，分析医院外科的工作效率状况就要分析其有关的外科组织机构的设置、人员的配备、病床使用管理、医疗设备条件工作制度、激励机制、医技科室的技术力量等。

（2）分析事物的内部构成：分析事物的构成、研究影响构成的因素，是认识事物变化原因的有效方法。例如，从医院各类工作人员的构成中可以分析医院各类人员的结构是否合理；分析门诊各科患者人次构成可以了解各科忙闲状况，有利于解决门诊“三长一短”的矛盾；从出院患者疗效的构成中，可以分析医疗质量。

（3）分析事物的外部环境：对医院业务指标的评价，应结合社会环境变化和医院内各有关部门的工作状况来进行全面的研究和分析，以了解和判定影响因素及时提出改进措施。例如，对医院业务量的变化，应结合医疗市场环境、医疗保险制度、社会经济状况等外部环境进行分析。

（4）分析事物发展动态：观察不同时期统计指标达到的实际水平，可以用以分析不同时期医疗工作发展水平差距或比率关系，评价当前工作水平和预测将来的发展趋势。

（5）分析计划的执行情况：定期地对各部门的计划执行情况进行观察、分析和评价，是保证医院计划完成的有效措施。

四、医院统计的范围和常用指标类型

（一）基本情况统计

基本情况统计主要包括床位、人员和固定资产如设备等分类指标。

（二）医疗业务统计

医疗业务统计包括工作量统计、工作质量、工作效率、社会效益和经济效益统计。

（三）医院经营情况统计

1. 医院经济收支和效益

医院经济收支和效益包括财政拨款、医疗业务收支、药品收支、三产收入、固定资产收益、资金周转等分类指标。

2. 医疗费用

医疗费用主要包括患者各种医疗费用的支出。如平均处方药费、平均住院费、平均床日费等。

（四）物资统计

物资统计主要包括一些物资消耗的统计，如低值易耗品、办公用品等。

（五）专题统计

专题统计包括一些定期和不定期的专题调查。

（六）其他信息统计

其他信息统计包括教学、科研、图书、病案等的统计。常用的医院统计指标类型包括以下两种。

1. 绝对指标

绝对指标也称绝对数，是某一统计对象的总量和规模的绝对数字，反映事物的实际水平。例如，年门诊量、年住院人次数、年出院人次数等指标皆属绝对指标。

2. 相对指标

相对指标也称相对数，是用来对两种或两种以上的有关现象进行相互比较时而采用的指标形式。常用的有以下 4 种形式。

（1）频率：说明某现象发生的频率。如医院感染发生率、诊断符合率等。

（2）构成比：表示某现象内部各组成部分各自所占比重或分布。如各科患者的分类比例、药品收入占医院总收入的比例等。

（3）对比指标：说明两种现象之间的比例关系。如内科收入与外科收入的比、1 月份收入与 2 月份收入的比例等。

（4）动态指标：按时间变化顺序排列的动态数列，用以说明某现象在时间上的发展趋势。常用的有定基比（固定基数，如以某年的数值为基准，然后将各年的数值和这个基数相比）和环比（将各年的数值与上年的数值相比），如医院收入的增长率、门诊量的增长率等指标，既可用定基比，也可用环比指标来衡量。

五、常用医院统计指标及其分析应用

（一）医院工作质量分析

医院工作质量的核心表现是医疗质量，因此分析评价医院工作的质量主要可通过对医疗质量的评价来进行。评价医疗质量主要可以从 4 个方面进行考虑，即诊断是否准确、及时、全面；治疗是否合理、有效、及时；有无给患者增加不应有的痛苦和损害；治愈时间长短。

1. 诊断质量分析

主要有以下几个指标来衡量：

门诊诊断与出院诊断符合率 = 门诊诊断与出院诊断符合数 / 经门诊住院的出院患者数；

入院诊断与出院诊断符合率 = 入院与出院诊断符合数 / 出院患者数；

临床诊断与病理诊断符合率 = 临床诊断与病理诊断符合数 / 做病理诊人数；

手术前后诊断符合率 = 手术前后诊断符合数 / 手术总例数；患者从入院到确诊的平均住院天数；

入院三日确诊率 = 入院三日确诊患者数 / 出院患者数。

2. 治疗质量分析

一般可通过下列指标来衡量：

治愈率 = 治愈患者数 / 出院患者数；

病死率 = 死亡患者数 / 出院患者数；

好转率 = 好转患者数 / 出院患者数；

未愈率 = 未愈患者数 / 出院患者数；

抢救危重患者成功率 = 危重患者抢救成功例数 / 同期收治危重患者数。

3. 治愈住院时间

出院患者平均住院天数 = 出院患者占用总床日数（住院总天数）/ 出院总人数；

治愈者平均住院天数 = 治愈者住院总天数 / 治愈出院患者数。

4. 给患者增加不应有的痛苦

医疗差错发生率 = 医疗差错发生例数 / 住院总人数；

医疗事故发生率 = 医疗事故发生例数 / 住院总人数；

无菌手术化脓率 = 无菌手术化脓例数 / 无菌手术次数。

其他一些常见类似指标包括：医院感染发生率、手术后并发症发生率、压疮发生率、输血反应率、产妇会阴切开率等。

（二）医院工作效率分析

平均病床工作日 = 实际占用总床日数 / 平均开放床位数；

实际床位使用率 = 实际占用总床日数 / 实际开放总床日数；

病床周转次数 = 出院人数 / 平均开放床位数；

手术前平均占用病床日 = 手术前占用病床总日数 / 手术患者数。

（三）医院工作量分析

住院工作量及其比例情况分析：如住院人数、各科住院人数构成比、住院疾病分类及其构成比等。

门诊工作量及其比例分析：如门诊人次数、各科门诊人次数构成比、门诊疾病分类及其构成比等。

医技科室工作量及其比例分析：主要是各医技科室工作量及其内部构成（如手术室手术次数及大、中、小手术的构成比；药剂科的处方数及构成比）、临床科室工作量之比（如门诊透视率、门诊处方率、门诊检验率等）。

（四）医院经济活动分析

1. 医院收入情况分析　业务收入总额及其构成、财政补助及行政拨款、院办产业收入等。

2. 医院支出情况分析　支出总额及其构成比。

3. 医疗费用分析 人均医疗费、平均处方费、日均费用等

六、医院统计组织及工作职责

医院统计工作面向全院，通过对实际情况的全面真实地调查，为决策者提供决策依据，因此其工作应独立开展，不受任何侵犯。根据卫生部《全国卫生统计制度的规定》，医院应设立独立的综合统计信息科室，300 张床位以下的医院配备专职统计人员 2~3 人，300~500 张床位的设 3~4 人，500~800 张床位的设 4~5 人，800~1000 张床位的设 5~6 人，1000 张床位以上的设 7 人。

医院统计科室的工作职责包括：①执行国家规定的统计工作制度；②建立健全医院各部门的统计工作制度，检查指导各部门统计登记工作的质量；③及时收集、整理原始统计资料，准确、全面地向医院决策者反映统计信息，协调医院各部门的统计工作；④对医院各项任务计划执行情况和医院管理情况随时进行统计分析，实行统计服务和统计监督；⑤管理医院统计调查和各项基本统计资料，建立医院统计资料档案的保管制度；⑥按规定的期限向医院领导、医院职能部门和上级卫生行政机关报送统计日报、月报、季报、年报、全年医院统计汇编等各种报表资料；⑦进行有针对性地专题统计调查分析。

（孔子君）

第五章　医院感染管理

随着医疗系统的不断完善，医院感染管理逐步发展起来。但在此过程中，医院感染问题日益突出，它不仅严重影响医疗质量、增加患者的痛苦和负担，而且成为现代医学技术发展的障碍。医院感染管理是当今医院管理中的一项重大课题。近 20 年来，国际上医院感染管理研究发展迅速，其中不断出现的新问题为医院感染提出了新的课题。2003 年暴发的传染性非典型肺炎（SARS），据统计医院成为 SARS 的主要传染区域之一，促使整个卫生系统开始反思对医院感染的管理。

第一节　医院感染概述

一、医院感染发展史

对医院感染研究从对产褥热的研究开始。16—17 世纪医院开始成为医疗的主要机构，患者的相对集中带来了交叉感染，当时的医务人员在手术时没有任何消毒措施，医生和护士给患者换药时甚至在没有消毒的情况下使用同一块纱布连续地为不同的患者清洗伤口，致使截肢后的死亡率高达 60%，而医务人员束手无策。在 18 世纪末到 19 世纪初的欧洲，伴随着产院的出现，出现了大量的产褥热且无法控制，导致产妇大量死亡。奥地利的赛梅尔魏斯（Ignaz Semmelweis）医生对产褥热进行了系统的研究，发现医院里由医生或实习生接生的产妇产褥热的比例较大，死亡率高于 10%，而助产士接生的产妇死亡率小于 3%，原因是医生和实习生在解剖完尸体后不洗手就接生，而助产士从不接触尸体并且比较注意手部卫生。认识到产褥热不但可通过尸体材料传播还可经由患者的坏死组织以及污染的被服扩散，提出“产褥热病原学观点和预防措施”，提倡用漂白粉水洗手后接生，对预防产褥热的发生起到积极的作用。约瑟夫·李斯特（Joseph Lister）受巴斯德理论的启发，于 1867 年提出了著名的外科无菌操作制度，外科医生威廉·斯图尔特·霍尔斯特德（William Stewart Halsted）首先在手术中使用橡胶手套。这一系列的研究卓有成效地降低了术后感染的发生率。近代护理学科奠基人南丁格尔于1854—1856年克里米亚战争期间建立了严格的医院管理制度，强调消毒工作，在她的管理之下，伤病员的病死率从42%下降到2.2%。南丁格尔的工作开创了护士负责医院感染监测工作的先河。

20世纪40年代，磺胺、青霉素等抗菌药物的问世，为预防和治疗各种感染疾患提供了有力武器，一度缓解了医院感染问题，但随着抗菌药物的长期使用，细菌产生了耐药性，耐药菌株成为医院内感染的重要病原体。1961年，英国出现首例耐甲氧西林的金黄色葡萄球菌株（MRSA）引起的医院感染，随后很快席卷整个英国并形成了世界性大流行。1970年，美国疾病控制与预防中心（CDC）在关于MRSA防治的全国性学术会议上提出对MRSA进行微生物学和流行病学监测，对控制措施进行探讨，创立了医院感染管理雏形，从而揭开了现代医院感染研究的序幕。随着诊疗技术的发展，侵袭性操作大量增多，损伤了机体局部的防御系统器官移植技术的发展带来免疫抑制剂的使用，放疗、化疗的普及使机体的免疫功能受到了严重的损害，现代医疗技术的进步挽救了大量患者。免疫功能低下人群的聚集，增加了医院感染的可能性，对医院感染的管理提出了新的挑战和课题。

二、医院感染的定义及内涵

医院感染（nosocomial infection）又称医院内获得性感染、医源性感染、医院内感染，近年来逐渐统一为医院感染。对于医院感染的含义有不同的认识，大致有以下几种。

世界卫生组织在1987年哥本哈根会议上将医院感染定义为凡住院患者、陪护人员或医院工作人员因医疗、护理工作而被感染所引起的任何临床显示症状的微生物性疾病，不管受害对象在医院期间是否出现症状，均视为医院感染。

目前，国际医学界多数人认可的是美国疾病控制中心在1980年将医院感染定义为住院患者发生的感染，而在其入院时尚未发生此感染也未处于此感染的潜伏期。对潜伏期不明的感染，凡发生于入院后皆列为医院感染，若患者入院时已发生的感染直接与上次住院有关，亦列为医院感染。

我国卫健委1990年将医院感染定义为患者在入院时不存在，也不处于潜伏期而在医院内发生的感染，同时也包括在医院内感染而在出院后才发病的患者。在进行诊断时应注意：

1. 对于有明显潜伏期的疾病，自入院第一天算起，超过平均潜伏期后所发生的感染即为医院感染。

2. 对无明确潜伏期的疾病，发生在入院 48 小时后的感染即为医院感染。

3. 若患者发生的感染直接与上次住院有关，亦为医院感染。

4. 在原有医院感染的基础上，出现新的不同部位的感染，或在原有感染部位已知病原体的基础上，又培养出新的病原体，这些均为医院感染。

5. 新生儿在经产道时发生的感染亦为医院感染。

下列情况不应看作医院感染：

1. 在皮肤黏膜开放性伤口或分泌物中只有细菌的定植，而没有临床症状和体征者。

2. 由损伤产生的炎症，或由非生物性（如化学性或物理性）的刺激而产生的炎症等。

3. 婴儿经胎盘而导致的感染，如单纯疱疹、弓形虫体、水痘或巨细胞病毒等，且在出生后 48 小时内出现感染的指征，不应列入医院感染。

广义上说，现代医院感染研究的对象是指一切在医院活动过的人群，如住院患者、医院职工、门诊患者、探视者和陪护家属。但是，由于门诊患者、探视者、陪护家属及其他流动人员在医院内停留时间短暂，很难确定感染者是否来自医院，而医护人员的院外感染因素较多，也可能因为意外事故不加防护而接触传染性物质所致，因此医院感染的对象主要应为住院患者。

三、医院感染的分类

（一）按其病原体来源分类

1. 内源性医院感染

内源性医院感染（endogenous nosocomial infection）又称自身医院感染（autogenous nosocomial infection），是指在医院内由于各种原因，患者遭受其本身固有细菌侵袭而发生的感染。内源性医院感染的病原体来自患者自身体内或体表，大多数为在人体定植、寄生的正常菌群，在正常情况下对人体无感染力，并不致病。在一定条件下当它们与人体之间的平衡被打破时，就成为条件致病菌。当病原体的寄居部位改变、患者的局部或全身免疫功能下降、机体内菌群失调和患者出现二重感染的情况下易出现内源性医院感染。

2. 外源性医院感染

外源性医院感染（exogenous nosocomial infection）也称交叉感染（cross infection），是指患者遭受医院内非本人自身存在的各种病原体侵袭而发生的感染。传染源可以是医务人员、患者或环境，因此外源性感染包括从患者到病患者、从患者到医院职工和从医院职工到患者的直接感染或通过物品对人体的间接感染内源性感染和外源性感染在临床症状上并没有根本性的区别，但区分两者对于管理和预防医院感染的角度却起到重要的作用。外源性医院感染大多是可以预防的，而内源性感染较难预防，因此防止医院外源性感染是医院感染管理的重点。

（二）根据医院感染发生的部位分类

可分为十二大类：下呼吸道感染，切口感染，泌尿道感染，胃肠道感染，血液感染，皮肤和软组织感染，生殖器感染，中枢神经系统感染，心血管系统感染，眼，耳鼻，喉，咽感染，口腔感染和全身感染。

医院感染的病原体可分为细菌、真菌、病毒、支原体、立克次体、衣原体、螺旋体、放线菌等。而我国各医院临床检验项目还是以细菌检验为主。根据 1 003 130 例感染病例分析，医院感染约 65%是由单一病原体引起的，20%是由两种以上病原体混合感染引起的。

四、医院感染的现状

1. 医院规模越大医院感染越多

调查表明，医院规模越大、收治的患者越多，医院感染率就越高。大的教学医院（床位数在 500 张以上）医院感染发生率较高，小的教学医院（床位数在 500 张以下）次之，非教学医院最低。

2. 医院感染重点发病科室

以内科、外科和儿科发病率较高。

3. 主要感染部位

以下呼吸道、外科切口、泌尿道和胃肠道感染为主。这 4 个部位的感染占整个医院感染的 60%。

4. 重点人群

医院感染的发生随基础疾病的不同而不同。肿瘤患者的医院感染发病率最高，达 9.5%，其次为血液、造血系统疾病和内分泌、营养代谢、免疫疾病类患者，发病率分别为 9.0%和 7.1%，循环系统疾病和泌尿生殖系统疾病类患者和高龄患者及婴幼儿也是医院感染的高危人群。

由于医务人员的业务水平、病种、医院条件及管理水平的不同，我国各地各级医院的医院感染率差异较大，在某些医院内医院感染的问题颇为严重。1990—1993 年发生了至少 38 起感染暴发流行，其中有 4 起为恶性暴发事件，引起了强烈的社会反响。例如，1992 年 9 月某市医院发生志贺痢疾杆菌 C 群 13 型暴发流行，致使 26 名新生儿感染、10 名新生儿死亡。经调查感染源系一位志贺痢疾杆菌慢性携带者的产妇通过接触将细菌传染给某婴儿。由于该院新生儿室无配奶间，配奶、换尿布、打包等操作均在不足 2 平方米的操作台上进行，致使带菌的婴儿污染了工作台，进而污染了牛奶，造成了志贺痢疾杆菌在新生儿之间传播。此外，经测定，医院新生儿室的空气、物体表面和医务人员手的细菌检测均超标，暴露出医院在管理、无菌操作消毒隔离观念和技术上均存在严重的问题。1994 年后医院感染暴发已明显减少。

1987—1988 年根据 16 家重点医院的监测资料统计，医院感染的发生率为 9.7%，主要感染部位的次序为：下呼吸道感染占感染总数的 29.5%，泌尿道 19.2%，术后切口占 14.0%，胃肠道占 11.8%，而且有医院越大感染率越高的倾向。

1993 年卫生部组织 134 家医院参加的“全国医院感染监测系统”提供的数据表明：其监测的 80 万住院患者（约占全国住院患者的 1.6%）医院感染率为 9.7% 全国每年住院患者约 5000 万，按此比例推算，约有 500 万患者发生医院感染，其中 1/4~1/3 直接死于医院内感染。1994 年我国的全国医院感染监测网监测数据表明：1994 年上半年监测的 454511 人的医院感染率为 9.1%，其中新生儿、输血、血透析患者，老龄患者构成医院感染的高发人群。全国 121 所医院 1997 年 1~6 月的监测资料汇总结果表明 1~6 月共监测住院患者 463580 人，发生感染患者 22437 例，感染例次为 23662 例次，总的医院感染发病率为 4.84%，例次发病率为 5.10%。其中，第一季度季发病率为 4.10%，第二季度季发病率为 5.89%，各监测医院的医院感染发病率高低相差较大，波动在 0.07% ~8.99%。感染部位主要在下消化道，其次为泌尿道伤口和胃肠道。各科室医院感染发病率以内科最高，其次为外科、儿科。内科中感染发病率最高的是血液病组，其次为肾病组、心血管组和内分泌组。

五、医院感染的危害

医院感染是现代医院管理中面临的一个重要问题，医院感染的发生可带来以下一系列不良后果。

1. 危害人群健康

首先医院感染会给患者增加痛苦，严重影响医疗质量。严重的医院感染常使患者原发疾病的治疗不能达到预期的疗效或完全失效，甚至产生难以治愈的后遗症或死亡，严重影响医疗质量。其次医院感染造就了新的传染源，继续传播可能带来新的危害。

2. 降低医院工作效率

医院感染会延长住院时间，加重医疗护理工作的负担，影响床位周转使用，降低医疗工作效率。

3. 造成资源浪费医院感染会增加个人及国家的经济负担，造成卫生资源的浪费。

据世界卫生组织 2005 年统计，全世界任何时候都平均有 140 万医院感染患者。美国每年发生 200 万起医院感染事件，其中有 8 万人死亡，每年造成超过 45 亿 ~57 亿美元的医疗费用损失；英国每年有 32 万病例，其中 5000 例是致命的，每年造成 10 亿英镑损失。墨西哥每年医院感染造成损失达 15 亿美元。2005 年全国医院感染调查揭示，我国医院感染发生率约为 5%。

4. 妨碍先进技术的发展

医院感染也是妨碍许多现代先进技术的应用和进一步发展的重要原因，如器官移植过程中因为医院感染的发生可能导致器官移植的失败。

六、医院感染的原因

1. 危险因素的变化增加了医院感染的可能性

（1）医院治疗水平提高：①使各种侵入性（包括介入性）诊治疗法的广泛应用如各种内镜的使用形成感染传播的直接途径；②免疫制剂的使用降低患者的抵抗力，增加了易感性；③大量抗生素的使用导致患者正常菌群失调，这是造成内源性感染的直接外因。

（2）病原体的变化：抗生素等药物的使用使医院内感染的病原体有了明显的改变，革兰阳性菌造成的感染下降，革兰阴性菌造成的感染上升。

（3）病原体耐药性的增强：大剂量抗生素的使用使医院内定植的病原微生物大多是对抗生素耐药的菌株，给感染预防性治疗带来困难。

（4）医院带菌者增加：医院环境的变化和耐药菌株的定植使医务人员的带菌者明显增加，这也是医院内感染增加的原因之一。

2. 观念淡漠

医院领导和管理人员对医院感染管理的迫切性、重要性认识不足，态度不端正，认为进行医院感染管理投入多而没有经济效益，因此忽视这项工作，造成有的医院对医院感染管理无人负责，规章制度不落实的问题。例如，有的医院没有落实卫生部颁布的《消毒管理办法》，隔离设施不全，消毒灭菌操作不当。

3. 管理制度不健全，感染知识缺乏

医院的医务人员缺乏医院感染知识，消毒隔离、无菌观念淡漠，加上有的医院的感染预防措施和制度缺乏或不健全，造成了医院感染的隐患。

4. 抗生素使用规章制度不健全

医务人员抗生素使用知识的不足和抗生素使用规章制度不健全，造成不合理使用抗生素的现象，从而导致耐药菌株的增加。

七、医院感染管理和监控体系

医院感染的控制是一项综合性的防治措施，需要各方面的协作，随着医院感染的危险性加大，世界上各国都开始对医院感染进行监测和管理，建立医院感染防治系统。1958 年美国医院协会就已建议每一所医院均应在其管理机构内部成立感染管理委员会，并明确规定医院感染管理委员会的总目标应该是降低在医院内发生的或与其有关的感染发生率，并强调预防住院患者与医院工作人员之间发生感染。为达到此目的，国际上各国对医院感染现状进行了大量的流行病学调查，掌握不同地区、不同类型医院中的感染发生率及其传播媒介、病原体特征、易感人群等，并由此制定了不同的“医院感染控制标准”、控制医院感染的各种方案措施、制度，并把医院感染率的高低列为评价医院的标准之一。医院感染防治管理系统分预防管理系统和治疗系统。预防管理系统由医院感染监测、医院感染管理、医院感染控制三者组成。通过对医院感染各环节的监测了解医院中的感染发生率及其传播媒介、病原体特征、易感人群等情况，是管理和控制的基础。在详细、正确的监测资料的基础上才能正确决策、有效管理。切实有效的管理措施保证控制目标的顺利完成，而控制的效果从新一轮的监测结果中体现，也反映出管理的有效程度。因此，三者的关系是以监测为基础，以管理为手段，以控制为目标，组成一个封闭的回路以降低医院感染的发生率。医院感染治疗系统由病原微生物、抗生素、机体抵抗力三者组成。病原微生物是引起医院感染的罪魁祸首，只有准确认识病原微生物特性，才能正确地使用各种抗生素。但是，抗生素的使用不当，不仅不能消灭病原微生物，还会使病原微生物产生耐药性，造成新的医院感染的问题。机体抵抗力的不同造成对同一病原微生物的反应不同，对抗生素的承受力不同。

第二节 医院感染管理

一、消毒隔离制度

正确的清洁、消毒与灭菌是预防医院感染的重要措施，为了保证清洁、消毒和灭菌工作的顺利完成，1987 年卫生部颁布了《消毒管理办法》，促进各级卫生行政部门对医院消毒灭菌工作给予足够的重视，有力推动了我国消毒灭菌工作的开展。1991 年卫生部下发了修订后的《消毒技术规范》，1992 年重新修订了《消毒管理办法》，这些政策法规有力地推动了消毒灭菌工作的有效实施，降低了医院感染发生率。

1. 消毒

消毒（disinfection）是指用物理学或化学的方法杀灭或去除外环境中媒介物携带的除芽孢以外的所有病原微生物的过程。消毒的作用是将有害微生物的数量减少到无害的程度，使消毒的对象达到无害化，而不是要求清除所有的微生物。没有理想状态的消毒，消毒剂的最佳组合是根据具体情况而定。

根据消毒作用水平，即消毒、灭菌因子杀灭微生物的种类和作用的大小，可将消毒分为两类：①高效消毒（high-level disinfection）：能杀灭全部细菌、病毒、结核菌及真菌，还可消除部分芽孢；②中效消毒法（intermediate disinrection）：可以杀灭除细菌芽孢以外的各种微生物；③低效消毒法（low-level disinfeetion）：可杀死细菌繁殖体和亲脂病毒。

根据消毒的目的，可将消毒分为两类：①疫源性消毒（disinfection of epidemicfocus）：指对存在或曾经存在疾病传染源的场所进行消毒。目的是杀灭或清除传染源排出的病原体。传染病房和有传染病患者的房间的消毒，即为疫源性消毒。疫源性消毒又可分为随时消毒和终末消毒。随时消毒是指传染源仍存在于疫源地情况下进行的消毒，如住有传染病患者的医院病房或家庭按需要进行的适时消毒终末消毒是指传染病患者离开疫源地后对疫源地所进行的最后一次消毒，如传染病患者住院、转移或死亡后对病患者住所进行的消毒。②预防性消毒（preventive disinfection）：是指在没有明确的传染源存在的情况下对可能受到病原体或其他有害微生物污染的场所和物品所做的消毒。例如，医院非传染病病区、门诊部等部门的消毒。

医院消毒灭菌的原则：①使用合格的器材与药剂；②选择适宜的方法；③保证消毒灭菌的剂量；④注意影响效果的其他因素；⑤加强效果的监测；⑥防止再污染。

2. 灭菌

灭菌（sterilization）是指用物理或化学的方法杀灭或去除外环境中媒介物携带的一切微生物的过程，包括致病和非致病病原微生物。媒介物既包括人们在生活和工作环境中污染了病原微生物的固体、气体和液体物质，也包括污染的人体体腔和体表黏膜。

灭菌广泛应用于医疗的各个方面，例如，对手术器械、敷料、药物、注射液、注射器、针头、微生物培养基和某些传染病疫源地处理，进入组织、损伤的皮肤黏膜或接触尿道的诊断器材和腹腔镜等均需要灭菌

二、医院感染与护理管理

医院感染的预防和控制措施贯穿于护理工作的全过程，涉及护理工作的诸多方面。国内、外调查结果显示，医院感染中有30% ~50%与不恰当的护理操作及护理管理有关。护理人员和护理管理者是预防和控制医院感染的主力。自19世纪中期南丁格尔倡导科学护理以来，清洁、消毒、灭菌、无菌操作和隔离技术等日益为护理界所重视。人们通过大量的临床实践认识到，严格执行消毒灭菌原则和无菌技术操作，正确运用隔离技术和护理管理制度是预防医源性感染的重要手段。我国的大量流行病学调查资料分析证明，护理管理工作做得好的医院感染发生就少，否则，医源性感染就会发生甚至流行。

护理管理是医院感染管理的一个重要组成部分，医疗机构应该加强护理管理，预防医院感染。从各个方面入手，加强护理组织领导，健全监督检查机构；对护理部各级人员进行教育培训；加强高危人群和重点部门的管理；贯彻落实消毒措施。

三、医院感染的教育与培训

医院感染教育是指对医院工作人员进行有关医院感染知识的培训，使他们树立并增强医院感染监控管理意识，目的是保护患者与医院工作人员双方都不受感染，并促使他们积极、主动地参与医院感染的控制与管理工作，降低医院感染的发生率。培训内容主要包括：职业道德规范；国家有关医院感染管理的法律法规规章、制度和标准等；消毒灭菌制度及措施；预防和控制医院感染的目的及意义医院废弃物管理；血液及体液传播疾病的预防。根据人员的知识结构和工作职责，培训的内容应有所侧重。

第三节　医院感染监测

医院感染监测是用流行病学的方法从宏观或群体的角度分析和研究一定人群中医院感染发生和分布的特点及其影响因素，探讨病源和流行原因及其发生发展的规律。监测是长期、系统、有计划、主动地观察和收集数据，并对所获得的数据、资料进行系统分析，为制定预防及控制感染的对策和措施以及评价医院感染管理的效果服务，为最终达到控制和减少医院感染的目的服务。医院感染监测包括医院感染率及其病种和部位分布、病原体与药物敏感性的监测、环境卫生监测、消毒药械的效能监测、血液透析液，医用输液、输血、注射器具监测等。

1958 年美国疾病控制中心召开了关于耐甲氧西林金黄色葡萄球菌感染的全国性学术会议，建立了医院感染监测的雏形，20 世纪 60 年代开始医院感染的试点工作。1970 年组成了约 70 所医院参加的全国性监测网，各医院定期将数据汇报给疾病控制中心，疾病控制中心将分析的结果反馈给医院。现在几乎所有的医院都开展了医院感染监测研究。我国卫生部发布的《医院感染管理规范（试行）》对医院感染监测的内容进行了规定：①全院医院感染发生率的监测；②医院感染各科室发病率监测；③医院感染高危科室、高危人群的监测；④医院感染危险因素的监测；⑤漏报率的监测；⑥医院感染暴发流行的监测；⑦其他监测。

一、医院感染监测的分类

1. 全面综合性监测

全面综合性监测是从多方面对全院所有住院患者和工作人员的医院感染及其有关影响因素（危险因素）进行综合性的监测，目的是了解全院医院感染的发生情况以及各科室的感染发生率、部位发病率、各种危险因素、病原体及其耐药情况、抗生素使用情况、消毒灭菌效果和医护人员的不良习惯等。通过全面综合性监测不仅可以提供一家医院的医院感染的总体情况，而且可以早期鉴别潜在的医院感染的可能性。

2. 目标性监测

目标性监测是在全面综合性监测的基础上将有限的人力、物力用于解决某些重点问题而采取的某种特定监测。例如，某医院发现外科切口感染率高达 11%，为了降低感染率，医院投入了 2 名护士进行专项调查，采取目标监测方法。将外科医生编号后追踪每位医生手术 30 天后的术后切口感染率，每 3 个月将所有外科医生的感染发生率反馈给部门主管和医生本人，只是医生本人只知道自己的编号而部门主管知道所有医生的编号。这样既有利于部门主管了解、帮助下属，也有利于医生对照别人的情况主动寻找自身的问题。这一目标监测的结果使外科切口感染率从11%下降到5% ~6%，控制了术后切口感染率，降低了用于治疗术后切口感染的费用。

二、医院感染监测的资料收集方法

1. 医生自填

最基础的资料来自医生自己填写的医院感染病例登记表，因为医生最能及时发现感染患者，也最熟悉本专业感染的诊断标准。但是，保证资料的完整关键在于提高医生对医院感染的认识，明确自己在监测和控制医院感染中负有责任这种方法的缺点是可能出现一定比例的漏报，并且不能长期坚持。

2. 感染监控护士登记

按照《医院感染管理规范》的要求，每个病房内应设一名兼职医院感染监控护士，其职责是对其病房发生的感染病例进行登记。同医生自填一样，可能出现漏报和不能长期坚持的情况，

3. 横断面（现况）调查

医院可根据本医院的情况，定期对当前医院感染的情况进行横断面的调查可以反映医院现阶段医院感染的现状，同时可分析危险因素，寻找薄弱环节，有利于采取控制措施。这种方法工作量较大，但容易操作，结果出现得较快。

4. 回顾性调查

通过对过去的病例进行回顾性的调查，探索医院感染的原因。回顾性的资料可能存在一定的偏倚和不确定性。

5. 前瞻性调查

通过这种方法的调查可得到医院感染的发病率，医院可有计划地在一些重点科室进行前瞻性的调查。这种调查方法准确率较高，但费事费时。

三、监测资料的利用

1. 医院感染发展趋势的预测和预报

医院感染的监测资料可以帮助管理者预测医院感染的趋向。例如，当现在某一重点科室的感染率远大于本底感染率，或耐药菌株发生变化，都预测可能会出现医院感染的流行或暴发。

2. 探索危险因素

利用医院感染监测的资料，有利于帮助医院开展专题研究，寻找新的危险因素和危险强度的变化。

3. 防治效果的评价

通过监测资料可以跟踪观察某项防治措施对医院感染发病率的动态变化的影响。措施实施后如果医院感染发病率明显下降，剔除别的因素影响，表明这项防治措施有效。

第四节　抗菌药物与医院感染

自 1940 年第一个抗生素青霉素问世至今半个多世纪以来，抗菌药物的发展迅速，抗菌药物是临床上使用最广的药物，1997 年抗感染药物的销售额达到 628 亿美元。从世界范围来说，住院患者中 23% ~28%使用抗菌药物，患者用于抗菌药物的费用占总药费的 20% ~35%。我国医院内抗菌药物的使用比例为 32% ~36%。抗菌药物的发展日新月异，不断有新的品种和新的类型出现，使人们有了新的对付疾病的武器。但是，抗菌药物使用不当可能使细菌产生耐药性人体的防御功能出现变化，使医院感染的易感性增大，抗感染药物使用不当引起医院感染会延长住院天数，增加了医疗费用支出，提高病死率，因此合理使用抗菌药物尤为重要。

一、抗菌药物的概念

抗生素（antibiotic）是微生物在其生命过程中产生的，而在微量时对一些特异微生物（细菌、真菌、立克次体、支原体、衣原体等）有杀灭或抑制活性作用。由化学方法合成的仿制品、抗生素母核加入不同侧链者等也称为抗生素。抗生素和化学抗菌剂总称为抗菌药物。

二、抗菌药物使用中存在的问题

1. 病原菌不明，任意投用抗菌药

使用抗菌药物要有明确指征（适应证），绝不能滥用。有的医生没有药敏试验结果之前就使用抗菌药物，病原菌不明，用药带有盲目性。

2. 对抗菌药物有关基础知识缺乏了解

（1）药物选择、给药时间、剂量、途径不合理，片面认为新的抗菌药物作用更好。例如在慢支的治疗中，抗生素是常规使用药物，但慢支发作的诱因并不都是细菌性感染。有确凿证据表明，慢支急性发作只有在气急加重、痰量增加和脓性痰这三项征象全部具备时才应该使用抗生素。但是，有的医生对慢支发作常规使用抗生素。

（2）认为加大剂量可增加疗效。加大剂量不一定增加疗效。药效学研究证明，并不是所有药物的剂量与效应都是成正比的，例如，时间依赖型 β－内酰胺类抗生素、大环内酯类决定其疗效的是血清浓度高于最低抑菌浓度的持续时间，一般要求达到给药间歇时间的 60%才能发挥最好疗效，并减少耐药性的产生。

（3）认为静脉滴注效果好于口服。有些人总以为静脉给药比口服给药作用快、疗效好，其实口服给药绝大多数抗生素在 1~2 小时也都能达到血药高峰。所以，只要药物口服吸收率在 50%以上，一般情况下，口服和静脉给药疗效是一样的，并不都需要经静脉途径给药。

（4）给药时间把握不准。有的医生不清楚药物的正确用法不加区别地一天一次给药，殊不知，青霉素的半衰期不足 1 小时，应该每隔 4~6 小时给药一次，才能保证血清药物浓度高于最低抑菌浓度的持续时间达到规定要求。

3. 擅自扩大预防用药指征

例如，急性上呼吸道感染主要病原体是病毒，根本没有使用抗生素的指征目前，一种十分不良的倾向是凡感冒都给予用抗生素，意在“预防继发性细菌感染”其实这在原本健康者并无必要。相反，预防性用药极易产生耐药性。

4. 滥用广谱抗菌药物

必须使用抗生素时，首先要选用窄谱抗生素，慎用广谱抗生素。使用广谱抗生素易出现耐药性。

三、抗感染药物增加患者的易感性

1. 抗感染药物对免疫功能的不良影响

（1）破坏正常的皮肤黏膜防御屏障功能：某些抗感染药物的过敏反应会发生皮炎，皮疹甚至出现剥脱性皮炎，破坏正常的皮肤黏膜防御屏障功能，增加细菌侵袭致病的机会。

（2）抑制吞噬细胞的功能：吞噬细胞参与体内多种特异性和非特异性的免疫过程。四环素、磺胺类等可不同程度抑制吞噬细胞的趋化性，吞噬作用或杀伤作用几个环节，影响吞细胞的功能。

（3）抑制淋巴细胞转化：一些抗感染药物可抑制淋巴细胞转化为免疫活性细胞，而淋巴细胞只有转化为免疫活性细胞才能参与机体特异性免疫过程。

（4）抑制抗原抗体反应：复方磺胺咪唑、利福平等抗感染药物可抑制抗原抗体反应。

综上所述，对于机体免疫的不同环节，一些抗感染药物有不同程度的抑制作用。这些作用不仅不利于原有感染的控制，并且会因为机体防御功能下降而导致新的感染。

2. 抗感染药物对人体重要代谢器官的毒性反应

某些抗感染药物有一些不良反应——对人体重要代谢器官有毒性作用。例如，四环素类有肝毒性，可引起脂肪肝，氨基糖苷类抗生素肾毒性发生率为 10%。利福平可致肺间质浸润，导致肺组织损伤，影响呼吸功能和机体有氧代谢。抗感染药物对人体重要代谢器官的毒性作用干扰了机体新陈代谢过程，使毒性产物不易转化或排除，导致机体防御能力下降，对细菌易感性增加。

3. 抗感染药物对机体微生态的影响

抗感染药物能抑制或杀伤了一些对药物敏感的致病微生物，也杀死体内正常菌群，而相应地使一些耐药的细菌大量增殖，如青霉素能抑制咽喉内甲种链球菌的生长，却使该处原有的大肠杆菌等得以无竞争地增殖。抗感染药物的作用使人体微生态系统原有的动态平衡紊乱，当体内的菌群超过正常标准产生“菌群失调”（dysbocteviosis）。如条件致病菌繁殖引起各种症状，发生新的感染性疾病称为二重感染（double infection）。抗菌谱越广，发生微生态平衡失调甚至二重感染的概率越大。

4. 抗感染药物治疗中细菌耐药性的问题

从 20 世纪 40 年代青霉素问世以来，随着抗感染药物的不断增多，耐药菌株也不断变化、增多，为了克服这一问题，新的抗感染药物不断出现。青霉素应用后不久，金黄色葡萄球菌产生了青霉素水解酶，对青霉素耐药。到 20 世纪 60 年代，耐青霉素菌株迅速增长至 85% ~90%，为解决耐药的问题开发了第二代耐耐酸酶的半合成青霉素如氯唑西林，其对治疗金黄色葡萄球菌败血症和骨髓炎等严重感染起了肯定的作用。到了 20 世纪 70 年代出现了耐甲氧西林的菌株（MRSA）1987 年 MRSA 达 24%。MRSA 对所有 β－内酰胺酶类抗生素，包括头孢菌素均耐药，因此开始加用 β－内酰胺抑制剂如氨苄西林，但现已出现耐药现象。为治疗 MRSA 菌株，临床医生开始换用万古霉素或氨基糖苷类抗生素，但氨基糖苷类抗生素的肾毒性较大，而万古霉素已出现耐药菌株。

四、抗感染药物的合理使用

抗感染药物的使用同医院感染密切相关，通过对医院内感染危险因素的调查分析表明，抗感染药物应用成为院内感染的主要危险因素，解放军总医院 1993—1995 年进行了 3 次医院感染流行病学调查，共调查了 3866 例住院患者，发现医院感染 373 例（9.65%），492 例次（12.73%），对调查的数据采用了 Logistic 回归模型进行多因素危险因素分析，结果提示联合应用抗感染药物两种以上和抗感染药物使用 2 周以上 2 个因素是多病种医院感染的危险因素。

与抗感染药物有关的医院感染多为内源性感染，易在原有感染病灶部位发生二重感染。多见于消化道、下呼吸道、尿道等部位，甚至发生败血症。病原菌以真菌、绿脓杆菌、肠杆菌科、厌氧菌等多见。

为控制医院感染发病率，必须重视抗感染药物的合理使用。卫生部医院感染监控协调小组提出以下合理使用抗生素的建议。

1. 严格掌握使用抗生素的指征

病毒性感染或病毒感染可能性较大的患者，一般不使用抗生素；对发热原因不明，且无可疑细菌感染征象者，不宜使用抗生素；对病情严重或细菌性感染不能排除者，可针对性地选用抗生素，并密切注意病情变化，一旦确认为非细菌性感染者，应立即停用抗生素。

2. 使用过程中监测抗生素的使用情况

凡怀疑细菌感染的病例，应力争在使用抗生素前按疾病诊疗常规采集标本进行细菌培养和体外药敏试验。根据细菌学检查结果，结合临床选用敏感的抗生素或对原来使用的抗生素进行必要的调整，同时要注意药品的来源及价格。

明确诊断的急性细菌性感染在使用某种抗生素 72 小时后，如果临床效果不明显或病情加重者，应多方面分析原因，明确属于抗生素使用问题时，应调整剂量，给药途径或根据细菌培养及药敏试验结果改用其他敏感性药物。

要避免外用青霉素类、头孢菌素类及氨基糖苷类抗生素；对眼科、耳鼻喉科外科、妇产科及皮肤科使用的外用抗生素也应严格管理、掌握适应证、避免滥用。

细菌性感染所致发热，经抗生素治疗体温正常、主要症状消失后，及时停用抗生素。蛋白血症、骨髓炎、细菌性心内膜炎、化脓性内膜炎及某些重症感染可视情况而定。

3. 预防用药及联合用药要慎重

联合使用要有严格的指征，一般适用于一种抗生素不能控制的严重感染（包括败血症、细菌性心内膜炎、化脓性脑膜炎等）、混合感染、难治性感染、二重感染以及需要长期用药而细菌又容易产生耐药的病例。严格禁止无根据地随意联合用药。

一般情况下不因预防目的而使用抗生素，特别是滥用广谱抗生素。对内科无感染征象的心血管病、脑血管意外、恶性肿瘤等一般不应预防性使用抗生素；只有对急性风湿热患者，可定期使用青霉素；所有胃肠道手术及胆囊手术除其他术前处理外，可术前 1 小时给予抗生素预防治疗；对其他选择性手术，特别是心脏手术、颅脑手术及骨与关节手术，矫形手术可在术前一天开始使用抗生素，手术后使用时间根据病情决定。

第五节 医院感染控制

医院感染控制是以医院感染监测的资料为依据，以医院感染管理为手段、目的是提高医疗质量，保证患者医疗安全。医院感染控制的方法主要是消毒、净化，对媒介因素、易感人群等采取相应的措施。我国从 20 世纪 80 年代开始进行医院感染的控制后，取得了一定的效果，1994 年我国医院感染的发生率在校正时为 10%，一些医院已将医院感染控制在 4% ~7%的范围内。全国医院感染控制工作主要包括以下 4 个方面。

1. 在医务人员和各级管理人员中开展医德医风的教育和医院感染知识的培训，使广大医务工作者充分认识到医院感染知识的重要性，不同程度地掌握医院感染的基本知识和技术，促进医院感染的有效控制。

2. 将消毒、隔离与无菌操作列为“基础理论、基本知识和基本技能”训练的重要内容，进行强化训练。

3. 以监测为基础，以管理为手段，以控制为目标，应用系统工程的原理为区域感染的控制服务。

4. 医院感染是一门涉及多学科的综合性边缘学科，学习其他学科的先进技术和方法有利于医院感染控制的开展。

（1）在病原学诊断中应用分子生物学的技术，如细菌、病毒的快速、敏感、准确的检测技术。

（2）在寻找危险因素时应用多因素统计分析的方法，使医院感染管理者在众医院感染的影响因素中抓住重点，事半功倍。

（3）在患者入院时可采用数学模型预测其发生感染的危险性，从而可采取有力的预防措施，避免医院感染的发生。

医院感染管理的最终目标是减少医院感染发生的各种危险因素、降低医院感染的发生率。控制医院感染的手段，首先是提高医院各类人员对医院感染工作重要性的认识，在日常工作中树立主动预防医院感染的意识，增强责任感：其次是要保证医院医疗用品设施的消毒灭菌质量，还要加强抗感染药物合理应用的管理。

（董萍）

第六章　公共卫生管理

第一节　医院公共卫生管理概述

医疗机构是公共卫生体系的重要组成部分，是传染病、慢性病及突发公共卫生事件早发现、早报告、早处置的前沿阵地。随着疾病谱的变化和医学模式的转变，医疗机构在提供预防保健服务、促进居民健康方面的作用日益凸显。但是长期以来，医疗机构承担的疾病控制等公共卫生职能大多分散在多个科室，内部缺乏统一的协调和管理，有的新增任务没有明确的责任科室和人员承担，影响了医疗机构公共卫生职能的发挥和任务落实

一、公共卫生管理相关概念与内涵

1. 公共卫生

公共卫生（public sanitation）是运用医学、工程学和社会科学的各种成就，用以改善和保障人群健康、预防疾病的一门科学。

与疾病的斗争中，发展了传染病流行病学和消毒、杀虫、灭鼠、预防接种、检疫等防疫措施；在改善劳动环境条件、防治职业病过程中，发展了劳动卫生和职业医学；在与营养不良和营养缺乏症的斗争中，发展了营养与食品卫生；从人们生老病死等全方位的预防保健出发，发展了围产医学、妇幼保健、学校卫生、老年保健等学科；并发展了一系列为上述学科做基础的卫生统计学、卫生微生物学和卫生化学。

进入 20 世纪，随着公共卫生面貌的改观，急性传染病的控制和消灭，人们健康状况有了很大的改观。但随之而来的饮食结构配比不当、过度营养、不良生活方式、各种环境污染又给公共卫生带来了新的课题。

2. 现代公共卫生概念

公共卫生最简单的概念是健康促进（health promotion）和疾病预防（diseaso prevention）。早期经典的公共卫生概念是 1920 年耶鲁大学查尔斯·温斯洛（Charles-

Edward Amory Winslow）教授提出的：公共卫生是防治疾病、延长寿命，改善身体健康和功能的科学和实践。公共卫生通过有组织的社会努力改善环境卫生，控制地区性的疾病、教育人们关于个人卫生的知识、组织医护力量对疾病作出早期诊断和预防治疗，并建立一套社会体制，保障社会中的每一位成员都享有能够维持身体健康的生活水准世界卫生组织于1952年采纳这一定义并沿用至今。迄今为止，该定义仍被认为是最有远见和最全面的。1953年美国医学会的公共卫生定义：公共卫生就是履行社会责任，以确保提供给居民维护健康的条件，这些条件包括生产、生活环境、生活行为方式和医疗卫生服务。

2003年，国务院副总理吴仪在全国卫生工作会议上提出：公共卫生就是组织社会共同努力，改善环境卫生条件，预防控制传染病和其他疾病流行，培养良好卫生习惯和文明生活方式，提供医疗卫生服务，达到预防疾病、促进健康的目的。这一界定指出了公共卫生的服务范围、长期目标和政府职能，勾画出了我国公共卫生整体框架，与国际界定的高度与视角基本是一致的。公共卫生服务内容在传统的公共卫生领域，传染病防治是最重要的内容。传统公共卫生的职能主要是由卫生部门负责的三大任务：健康教育、预防医学措施（免疫接种、疾病筛查和治疗）以及卫生执法。

随着社会经济发展，人们认识到影响健康的因素除物质环境外，社会因素起着很大作用。要改变这些环境和行为因素，单靠卫生部门已难以胜任。因此提出了新公共卫生（new public health）的概念，其要素包括公平地获得有效的医疗保健、以社区参与为基础的伙伴式健康公共政策以及部门间的合作。公共卫生的范围和职能也变得越来越广泛，如以不合理的饮食结构、不良生活方式和不良行为的增加引发的慢性非传染性疾病，空气、水源、噪声，化学性污染等环境危害引发的健康问题，甚至以自杀、交通事故等为主的伤害也正上升为公共卫生问题。1986年《渥太华宪章》被西方认为是新公共卫生正式建立的标志，其中把新公共卫生定义为：在政府的领导下，在社会的水平上，保护人民远离疾病和促进人民健康的所有活动。健康的基本条件是和平、住房、教育、食品、收入、稳定的生态环境、可持续的资源、社会的公正与平等，从这个定义我们可以看到新公共生核心内容是强调政府在卫生事业中的核心地位，同时更为重视社会科学对促进人们健康的作用。

3. 现代公共卫生服务的主要内容

（1）疾病预防控制：一是传染病的预防与控制，如计划免疫、传染病防治等；二是慢性非传染病的预防与控制；三是公共环境卫生，如爱国卫生运动、农村改水改厕、环境卫生综合整治、环境保护等；四是心理卫生；五是烟草控制。

（2）妇幼保健：包括孕产妇保健和儿童保健。

（3）健康教育与健康促进：健康教育是指通过卫生知识宣传教育，逐渐改变危害健康的不良行为；健康促进主要指政府运用行政手段，动员和协调社会有关个人履行各自对健康和环境的责任，培育促进健康的因案，消除不健康的因素，以促进人人健康。

（4）卫生监督：卫生监督是指政府卫生行政部门依据公共卫生服务法规的授权对违反公共卫生法规的行为追究法律责任的一种公共卫生管理活动，包括对传染病管理、消毒杀虫除害、食品卫生、劳动卫生、环境卫生、学校卫生、放射卫生以及与健康相关产品如食品、药品、化妆品等的监督。

当然，公共卫生服务的内容不是一成不变的，只要社会需要，公众健康需要，而又不能完全依靠市场机制调节的医疗卫生服务都可以纳入公共卫生服务的范畴，并随着社会经济的发展和医学进步而不断变化和调整。

4. 我国公共卫生服务体系建设

《中共中央国务院关于深化医药卫生体制改革的意见》中明确指出：全面加强公共卫生服务体系建设。建立健全疾病预防控制、健康教育、妇幼保健、精神卫生、应急救治、采供血、卫生监督和计划生育等专业公共卫生服务网络，完善以基层医疗卫生服务网络为基础的医疗服务体系的公共卫生服务功能，建立分工明确、信息互通、资源共享、协调互动的公共卫生服务体系，提高公共卫生服务和突发公共卫生事件应急处置能力，促进城乡居民逐步享有均等化的基本公共卫生服务。

完善公共卫生服务体系。进一步明确公共卫生服务体系的职能、目标和任务，优化人员和设备配置，探索整合公共卫生服务资源的有效形式。完善重大疾病防控体系和突发公共卫生事件应急机制，加强对严重威胁人民健康的传染病慢性病、地方病、职业病和出生缺陷等疾病的监测与预防控制。加强城乡急救体系建设。

加强健康促进与教育。医疗卫生机构及机关、学校、社区、企业等要大力开展健康教育，充分利用各种媒体，加强健康、医药卫生知识的传播，倡导健康文明的生活方式，促进公众合理营养，增强群众的健康意识和自我保健能力。

二、医院公共卫生管理政策与职责

医疗机构按照国家的法律法规承担相应的公共卫生服务，做好与疾病预防控制机构、卫生监督机构以及社区卫生服务机构的衔接和配合，履行各自职责构建完善的公共卫生服务网络。

1. 医院承担公共卫生服务的相关政策法规

《中华人民共和国传染病防治法》明确规定，医疗机构承担与医疗救治有关的传染病防治工作和责任区域内的传染病预防工作。其中：

第二十一条　医疗机构必须严格执行国务院卫生行政部门规定的管理制度、操作规范，防止传染病的医源性感染和医院感染。

医疗机构应当确定专门的部门或者人员，承担传染病疫情报告、本单位的传染病预防、控制以及责任区域内的传染病预防工作；承担医疗活动中与医院感染有关的危险因素监测、安全防护、消毒、隔离和医疗废物处置工作。

疾病预防控制机构应当指定专门人员负责对医疗机构内传染病预防工作进行指导、考核，开展流行病学调查。

第五十一条　医疗机构的基本标准、建筑设计和服务流程，应当符合预防传染病医院感染的要求。

医疗机构应当按照规定对使用的医疗器械进行消毒；对按照规定一次使用的医疗器具，应当在使用后予以销毁。

医疗机构应当按照国务院卫生行政部门规定的传染病诊断标准和治疗要求，采取相应措施，提高传染病医疗救治能力。

第五十二条　医疗机构应当对传染病患者或者疑似传染病患者提供医疗救护、现场救援和接诊治疗，书写病历记录以及其他有关资料，并妥善保管。

医疗机构应当实行传染病预检、分诊制度；对传染病患者、疑似传染病患者，应当引导至相对隔离的分诊点进行初诊。医疗机构不具备相应救治能力的应当将患者及其病历记录复印件一并转至具备相应救治能力的医疗机构。

《突发公共卫生事件应急条例》第三十九条规定：医疗卫生机构应当对因突发事件致病的人员提供医疗救护和现场救援，对就诊患者必须接诊治疗，并书写详细、完整的病历记录；对需要转送的患者，应当按照规定将患者及其病历记录的复印件转送至接诊地或者指定的医疗机构。

医疗卫生机构应当采取卫生防护措施，防止交叉感染和污染。

医疗卫生机构应当对传染病患者密切接触者采取医学观察措施，传染病患者密切接触者应当予以配合。医疗机构收治传染病患者、疑似传染病患者，应当依法报告所在地的疾病预防控制机构。接到报告的疾病预防控制机构应当立即对可能受到危害的人员进行调查，根据需要采取必要的控制措施。

《中共中央国务院关于深化医药卫生体制改革的意见》中提出要全面加强公共卫生服务体系建设。建立健全疾病预防控制、健康教育、妇幼保健、精神卫生、应急救治、采供血、卫生监督和计划生育等专业公共卫生服务网络，完善以基层医疗卫生服务网络为基础的医疗服务体系的公共卫生服务功能，建立分工明确、信息互通、资源共享、协调互动的公共卫生服务体系，提高公共卫生服务和突发公共卫生事件应急处置能力，促进城乡居民逐步享有均等化的基本公共卫生服务。

《卫生事业发展"十二五"规划》要求建立专业公共卫生机构、城乡基层医疗卫生机构和医院之间分工协作的工作机制，确保信息互通和资源共享，实现防治结合。加强专业公共卫生机构对医院和基层医疗卫生机构开展公共卫生服务的指导、培训和监管。通过多种措施，增强医院公共卫生服务能力，提高公共卫生机构的医疗技术水平。

（1）乡镇卫生院：卫生部等5部门出台的《乡镇卫生院管理办法（试行）》提出：乡镇卫生院是农村三级医疗卫生服务体系的枢纽，是公益性、综合性的基层医疗卫生机构。乡镇卫生院以维护当地居民健康为中心，综合提供公共卫生和基本医疗等服务，并承担县级人民政府卫生行政部门委托的卫生管理职能。其中与公共卫生相关的功能有：

①受县级人民政府卫生行政部门委托，承担辖区内公共卫生管理职能，负责对村卫生室的业务管理和技术指导。

②承担当地居民健康档案、健康教育、计划免疫、传染病防治、儿童保健、孕产妇保健、老年人保健、慢性病管理、重性精神疾病患者管理等国家基本公共卫生服务项目。协助实施疾病防控、农村妇女住院分娩等重大公共卫生项目、卫生应急等任务。

（2）二级综合医院：根据卫生部《二级综合医院评审标准（2012年版）》的要求，二级医院是向含有多个社区的地区（人口一般在数10万左右）提供医疗为主兼顾预防、保健和康复医疗服务并承担一定教学和科研任务的综合或专科的地区性医疗机构。其主要公共卫生的功能任务是：

①承担常见病、多发病、部分疑难病的诊疗工作，兼顾预防、保健、康复功能，可提供 24 小时急危重症诊疗服务。

②根据《中华人民共和国传染病防治法》和《突发公共卫生事件应急条例》等相关法律法规承担传染病的发现、报告、救治、预防等任务。

③开展健康教育、健康咨询等多种形式的公益性社会活动。

（3）三级综合医院：在卫生部制定的《三级综合医院评审标准》中规定，三级综合医院的公共卫生功能任务包括：

①参加国家、省、市及所在辖区的医疗紧急救治体系，接受政府指令完成突发公共事件紧急医疗救援工作以及其他公共卫生任务。

②根据《中华人民共和国传染病防治法》和《突发公共卫生事件应急条例》等相关法律法规承担传染病的发现、救治、报告、预防等任务。

③开展健康教育、健康咨询等多种形式的公益性社会活动。

2. 医院承担公共卫生服务职责

（1）履行相关法律法规规定的卫生防疫工作责任和义务。加强对各级各类医务员工相关法律法规所规定的责任、义务的教育与技能培训。按照法律法规要求，认真组织、实施、评估、管理院内疾病预防控制工作。

（2）完成各级卫生行政部门下达的重大疾病预防控制的指令性任务。结合实施辖区相关疾病预防控制规划、方案和免疫规划方案与计划，制订、实施相关疾病预防控制工作方案。

（3）组建公共卫生突发事件医疗救治处理队伍，及时收集、报告突发公共卫生事件信息，参与辖区重大突发公共卫生事件调查与处置。

（4）承担传染病疫情和疾病监测以及责任区域内的疾病预防控制工作；收集、报告相关信息；协助疾病预防控制机构开展流行病学调查和参与重大免疫接种异常反应及事故处置。

（5）承担医疗活动中与医院感染有关的危险因素监测和相关信息的报告、安全防护、消毒、离合医疗废物处置工作，加强医疗感染和医院内感染的管理。

（6）接受疾病预防控制机构的业务指导和考核，监测和管理本院内工作人员的工作环境、劳动条件、卫生防护设施等。

（7）健全相关组织机构，落实经费，明确人员分工和职责；建立健全疫情报告、传染病专用门诊、性病门诊、生物安全等疾病预防控制管理相关规章制度。

（8）开展健康教育与健康促进工作，参与指导辖区疾病预防控制服务工作。

（9）承担卫生行政部门临时交付的有关疾病预防控制各项工作。

三、医院公共卫生管理现状与发展趋势

1. 公共卫生与临床医学的裂痕与弥合

古代的医学不存在分科问题，中外历史上都出现过不少兼通哲学、数学、天文学、神学等的名医，涌现出许多著名的医学家，他们同时为公共卫生学的建立奠定了科学的基础，如结核分枝杆菌的发现者、德国科学家罗伯特·科赫（Robert koch）等。我国也有不少临床医学家转向公共卫生学的研究，如我国著名医学教育家、公共卫生学家、上海医科大学创始人，在耶鲁大学获得医学博士后去哈佛大学学习公共卫生学的颜福庆教授等。

19 世纪和 20 世纪之交，美国医学会（AMA）进行了重建，医学专业人员开始退缩到科研实验室和教学医院中，忽视了广义上根本的医学任务，预示了医学分离的来临。而 1916 年洛氏基金会决定支持创办与医学院分离的公共卫生学院一事，标志着公共卫生和临床医学间裂痕的体制化。特别是到了 20 世纪中期由于科学在其他领域的发展，许多高科技成果逐渐被应用到临床医学，提高了对疾病病因及机制的认识和诊断治疗的水平。与此同时，医学的内容也得到不断地丰富，使每个医生都不可能掌握医学的全部知识技术。其结果不仅是临床医学与公共卫生之间出现了“分裂”也促成了临床医学内部的进一步分科。

我国医疗体系与卫生防疫体系各自独立发展，两个体系之间存在严重的脱节，缺乏有效的联系与协作。医疗机构与卫生防疫机构分属于不同的部门，实行多头管理，加之信息不沟通、资源不能整合、条块专政，严重制约了对公共卫生信息及时、准确和有效的管理。

1991 年美国流行病学家卡尔·怀特（Kerr L.White）著书《弥合裂痕：流行病学医学和公众的卫生》，详细叙述了医学和公共卫生分离的历史以及弥合裂痕的重要性。临床医学和公共卫生分离的教育模式，不但没有使公共卫生本身的力量得到加强，反而使公共卫生与临床医学疏远了。许多医学院校和医院的使命在缩小，与公众之间的社会联系日渐淡薄，临床医学不过问人群健康问题及群众需求，公共卫生领域的许多人也不关注生物医学和临床领域的发展，造成了预防和治疗的脱节。进入21世纪以来，随着以患者为中心的服务理念与服务模式的推广，人们越来越认识到，传统的公共卫生与临床医学的分离，即人群保健与个体保健的分离，已严重阻碍了卫生服务的质量、公平性、相关性及成本效果的提升，不能满足人们日益增长的卫生服务需求。因此，公共卫生与临床医学间如何弥合裂痕协调发展，已成为全球普遍关注的有待解决的重要问题。

“生物—心理—社会医学”模式的逐渐建立与医学目的的转变要求临床医学与公共卫生协调发展：由救死扶伤、对抗疾病及死亡，转变为促进健康、对抗早死、提高生命质量。1996年WHO强调：21世纪的医学不能继续以疾病为主要研究领域，而应该以人类的健康为主要研究方向。尤其是加强可持续的临床医学与公共卫生协调发展，将有关个体健康和社区健康的各种服务活动联结起来，努力建立密切合作的高效卫生服务系统。

2. 医院承担公共卫生服务工作的意义

医院以医疗为中心，扩大预防，面向社会，大力开展公共卫生服务是各级医院的重要职责，其意义可概括为：

（1）贯彻预防为主的方针：做好预防保健工作，认真执行医院隔离消毒制度防止交叉感染，搞好医院内的污水处理，可以防止医院在诊断、治疗过程中的生物、物理、化学、放射等一切有害因素对环境的污染和对人群的危害，同时防止医院工作人员中各种职业性危害。

（2）控制卫生费用：面对有限的卫生资源与人民群众日益增长的卫生需求之间的矛盾，开展公共卫生服务是解决途径之一。要降低疾病发病率和死亡率，减少医疗费用，有效措施就是开展健康教育，增强自我保健意识，同时实行早期监测，早发现与早治疗，这些工作都是公共卫生服务的基本内容。

（3）适应医学模式的转变：“生物—心理—社会医学”模式要求人们从多方面、多层次积极地防治疾病，以促进健康，提高生活质量，使卫生服务从治疗服务扩大到预防服务。从生理服务扩大到心理服务，从医院内服务扩大到医院外服务，从技术服务扩大到社区服务。医院应正确认识和利用医学模式这一理论武器，发展医院的社会功能，多层次、全方位地防治疾病，重视对严重危害人民健康的地方病、职业病和传染病的防治，实行优质服务，促进人类的健康。

（4）适应人口结构和疾病谱的变化的要求：慢性非传染性疾病成为危害人类健康的主要疾病，公共卫生服务是解决和适应这种变化的重要形式。随着平均期望寿命的延长和老龄化社会进程的加快，医疗机构必然要承担更多健康教育慢性病监测、老年人生活照顾和卫生保健的责任。

（5）有利于医院提高社会效益：开展公共卫生服务既有利于做到无病早防、有病早治、主动地为患者和健康人服务，又有利于防治急性病的慢性化转变，有效地降低发病率，提高治愈率，减少死亡率，达到保障和增进人群健康的目的。

（6）有利于初级卫生保健的实施：医院扩大预防、开展综合性的社区卫生服务、面向基层、城乡协作、指导地方和厂矿的卫生工作，可以充分利用医院卫生资源的巨大优势，不断提高基层医疗单位的防治水平，使大量常见病、多发病在基层得以解决，逐步实现人人享有初级卫生保健的目标。

第二节　医院公共卫生服务任务

医院承担健康教育、突发公共卫生事件报告、传染病疫情管理、传染病诊疗管理、结核病和艾滋病等重大传染病专病管理、重点传染病哨点监测、死因报告、重点慢性非传染性疾病监测等综合管理、组织协调和技术指导的职能。

一、疾病筛检和健康检查

疾病筛检即疾病的普查普治，是指对社会某一人群有关疾病，专门组织的医学检查，并对检查出的疾病给予相应的治疗。通过疾病的普查可以找到危害人群的主要疾病，同时结合流行病学调查找出致病的危险因素，发现和证实病因，从而能早期诊断、治疗和采取预防措施。

疾病的普查可以是对社会某一特定人群进行全面系统的检查，如老年病、妇女病等的普查，也可以是根据工作或科研的需要，对某种疾病的普查普治，如在学校中进行龋齿、沙眼、近视等单一疾病的普查，为降低脑卒中发病率而对一定年龄的人群开展的高血压普查普治等。对健康人群进行普查，早期发现无症状患者是降低某些疾病发病率和死亡率的一项有效手段。因此，为了保证普查工作顺利开展和取得较好的效果，要切实做好普查的准备工作，制订普查的计划明确普查的目的、任务和范围，决定人力、物力、财力和时间；对受检人群做好普查的宣传教育，讲明目的意义，并要争取当地领导和有关部门的支持，以提高受检率；选择比较合理的普查方式，如采用深入基层或家庭的方式普查以方便群众必要时也可以在医院的门诊分散进行；做好普查的总结工作，并进一步开展普治和随访工作，及时进行统计分析，以不断提高普查普治的质量。

健康检查是指对个人或集团人群进行的身体健康情况检查。目的是早期发现、早期诊断、早期治疗疾病，早期采取措施预防疾病。按健康检查的目的划分，健康检查的方式一般包括预防性健康检查和定期健康检查。按检查对象区分，一般包括集体健康检查和个人健康检查。

二、传染病管理

为了及时掌握疫情，分析疫情，有效地进行防疫工作，医院要切实做好传染病的疫情报告。预防保健科应组织有关单位，定期检查医院内有关传染病疫情报告情况，并要定期进行统计和分析。

传染病管理的主要任务是：迅速掌握和报告疫情，及时处理疫源地，有效切断传播途径，保护易感人群，控制和消灭传染病的发生和蔓延。为了完成这些任务，医院应做好以下几项工作。

1. 疫情报告

医院的疫情报告是我国疫情信息的主要来源，疫情报告工作是各级医疗卫生单位的法定责任，当各级医疗卫生机构的医务人员发现传染患者或疑似传染患者、病原携带者时，应填写传染病报告卡，按国家规定时限，向当地防疫机构报告疫情，同时做好疫情登记。医院则要定期检查院内有关传染病疫情报告情况，定期进行统计分析，防止报情况发生。

2. 传染病管理

做到早发现、早治疗、早隔离。要对我国规定管理的甲、乙类传染病，按不同传染病访视常规进行家庭访视。并要根据不同传染病特点，做好传染源的隔离、消毒、护理等指导，以及做好接触者的检疫工作。

3. 制订相应的措施

根据不同传染病的传播途径，指导基层做好饮食、水源粪便等卫生管理和消毒、杀虫，灭鼠等工作。

4. 易感人群的保护工作

提高人群的非特异性和特异性防病能力，开展各种预防接种和预防服药等工作，并要加强卫生防病知识的宣传教育、培养人们良好的卫生行为和生活习惯，提高群众防疫知识水平。

三、预防接种

预防接种是指将人工制备的某些生物制品接种于易感人群，使机体产生某种传染病的特异性免疫，达到预防该传染病的目的。

预防接种的作用，主要是针对传染病流行的第三环节，即降低人群易感性的防疫措施。对某些以人类作为传染源的疾病，如天花、白喉、脊髓灰质炎、麻疹等也能起到消灭传染源的作用。对其他一些传染病也可相应地降低发病率和死亡率。

预防接种是重要的一级预防措施，常常由基层医疗单位具体实施。其形式可以是医院中的预防保健人员深入社区设立接种点，或上门接种服务，也可以是在医院设立预防接种门诊，建立儿童计划免疫接种卡，按计划开展预防接种，医院开展预防接种工作的主要内容有：

1. 做好管区内散居和集体儿童机构以及重点人群的预防接种工作。

2. 及时处理好预防接种反应和异常反应，做好生物制品的运输和保管，努力提高各种预防接种的接种率和合格率，并开展免疫效果观察和接种后资料统计及总结工作。

四、医疗救治

按照“中央指导，地方负责、统筹兼顾、平战结合、因地制宜、合理布局”的原则，在全国范围内建成包括急救机构、传染病救治机构和化学中毒与核辐射救治基地在内的，符合国情、覆盖城乡、功能完善、反应灵敏、运转协调、持续发展的医疗救治体系。

《中华人民共和国传染病防治法》规定：县级以上人民政府应当加强和完善传染病医疗救治服务网络的建设，指定具备传染病救治条件和能力的医疗机构承担传染病救治任务，或者根据传染病救治需要设置传染病医院。对传染病患者施行医疗救治是传染病防治工作不可或缺的组成部分，在传染病暴发、流行时，显得尤其重要。因此，各级人民政府应当将本行政区域内的传染病医疗救治服务网络作为本级政府的一项重点工程加以建设，使之完善。

医疗救治服务网络由医疗救治机构、医疗救治信息网络和医疗救治专业技术人员组成。医疗救治机构包括急救机构和治疗机构。急救机构分为紧急救援中心和医疗机构急诊科室。

《国家突发公共事件医疗卫生救援应急预案》编制的目的：保障自然灾害、事故灾难、公共卫生、社会安全事件等突发公共事件发生后，各项医疗卫生救援工作迅速、高效、有序地进行，提高卫生部门应对各类突发公共事件的应急反应能力和医疗卫生救援水平，最大限度地减少人员伤亡和健康危害，保障人民群众身体健康和生命安全，维护社会稳定。

医疗卫生救援组织机构包括：各级卫生行政部门成立的医疗卫生救援领导小组、专家组和医疗卫生救援机构、现场医疗卫生救援指挥部。各级各类医疗机构承担突发公共事件的医疗卫生救援任务。其中，各级医疗急救中心（站）化学中毒和核辐射事故应急医疗救治专业机构承担突发公共事件现场医疗卫生救援和伤员转送；各级疾病预防控制机构和卫生监督机构根据各自职能做好突发公共事件中的疾病预防控制和卫生监督工作。

五、家庭病床

家庭病床是指医疗机构为方便患者，最大限度地满足群众的医疗需求，派出医务人员，选择适宜在家庭环境中医疗和康复的病种，在患者家中建立病床，登记医疗保健服务项目。家庭病床使患者在自己家中即能得到治疗和护理。家庭环境和气氛有利于免除患者尤其是儿童因对医院环境的生疏而产生的不安心理。对慢性病、老年病、肿瘤病等患者建立家庭病床，可以减少其对治疗效果的疑虑及对预后的恐惧心理，也可以免除部分人因住院而引起对家庭事务的牵挂。医院开设家庭病床是符合医学模式转变，深受群众欢迎的一种卫生服务方式：医院建立家庭病床可以缓解城市看病难、住院难的困难；方便患者就医，解决老龄慢性患者活动困难，就医不便等老年医疗康复问题；减少医疗费用，可减轻公费劳保医疗费用开支和家庭负担；也有利于医务人员树立良好的医德医风深入社区为居民服务。

家庭病床的收治对象，一般为出院后仍需进行医疗服务的恢复期患者或不属于住院对象的慢性病患者、老年患者，其管理包括：

1. 指导患者合理的生活、营养、活动和消毒隔离，开展卫生防病、心理卫生等保健知识的宣传。

2. 制订规范的工作制度和家庭病历，以及规范的治疗和护理方案。

六、慢性非传染病防治

随着医学模式和疾病谱的改变，危害人类健康的头号杀手传染病已逐渐被慢性非传染病代替，特别是高血压、冠心病、脑血管病、恶性肿瘤、糖尿病已成为对居民身体健康危害最严重的疾病。因此，加强对这些慢性非传染病的防治，已成为医院预防保健工作的重要任务。在实际工作中应注意抓好以下几个方面的工作

1. 建立健全慢性非传染病防治组织。

2. 开展健康指导、行为干预。

3. 开展重点慢性非传染性疾病的高危人群监测。

4. 对重点慢性非传染性疾病的患者实施规范化管理。

5. 积极开展慢性非传染病的群防群治。

七、老年保健

老年保健是指 60 岁以上老人采取的各种医疗预防保健措施。目前我国人口中老龄人口增长迅速，城市老龄化趋势发展很快，提前进入了老龄化社会，使老年保健成为卫生保健的重要课题。

1. 了解社区老年人的基本情况和健康状况。

2. 加强除老年人常见病、多发病（如高血压、冠心病、脑血管病等）之外，呼吸道感染、肺气肿、糖尿病、肿瘤等疾病的防治，并需重视慢性病的康复。

3. 指导老年人进行疾病预防和自我保健。

4. 建立健全老年医疗保健机构，有条件的医院应设立老年病科、老年病门诊等专门从事老年医疗保健的科室，各级医院都应积极开设家庭病床，为老年患者提供便捷、连续的医疗保健康复服务。

八、计划生育技术指导与优生学服务

计划生育是指用科学方法来控制生育的时间、调节生育的密度和有计划地生育子女。医院应承担计划生育宣传及计划生育指导工作，其主要任务如下：

1. 计划生育宣传工作贯彻以避孕为主的方针，要做好节育科学知识的普及工作，帮助群众掌握节育知识，做到知情选择药物、工具或手术等适宜的节育措施。

2. 开展各种节育手术，并切实保证和提高各种节育手术质量，对避孕失败计划外妊娠尽早采取补救措施。

3. 开展计划生育临床技术科研工作，配合有关部门努力研制安全、高效、方便、经济的节育措施。

4. 做好计划生育资料的统计分析和积累。

5. 积极培养和指导基层计划生育医务人员，提高他们的手术质量，并做好基层疑难病例的会诊，推广新技术、新方法。

优生学是指利用科学知识和技术，使出生的后代成为优秀个体和健康儿童。1983年英国科学家高尔顿首先提出和创立了优生学，其目的在于探索影响后代的各种因素，从体力和智力各方面改善遗传素质，提高人口质量。他认为："优生学不但考虑现存人类健康，还注意后代人、整个民族素质的改善，从而达到改善人类健康的目的。"开展的内容主要是预防性优生学，即如何防止和减少白痴、畸形胎儿等的出生。目前我国医院优生服务主要有遗传咨询、产前诊断、选择性流产和妇幼保健等。

（1）遗传咨询：咨询内容一般包括该疾病的病因、遗传方式、严重程度、诊断等。断、治疗、预后以及今后该疾病再发生的危险率等。对已查明的各种遗传病患者

（2）产前诊断：是指在胎儿出生前，通过一些生物化学、生物物理或遗传学和不良基因携带者严格限制其生育。方武来诊断胎儿是否患有遗传性疾病或先天性畸形，以达到早期采取防治措施的目的。

（3）防止有遗传病的个体出生：通过婚前检查，防止有遗传病的患者结婚，对产前诊断确认有染色体畸形或生化代谢缺陷者引产。

（4）开展优生宣教：使广大妇女认识怀孕期吸烟、饮酒与滥用药物的严重危害性，防止妊娠初期的各种病毒、细菌感染和某些营养素的缺乏，避免接触各种有害的化学物质、放射线以及滥用药物等，都是做好优生的有效措施。

九、妇女保健

1. 孕产期保健

孕产期保健是指妇女从怀孕到产褥期这一段特殊生理过程中所采取的保健措施，是妇幼保健工作的中心内容。孕产期保健应着重抓好普及科学接生、建立孕产期系统保健和开展围生期保健，并根据社区的具体情况，针对危害孕产妇最突出的问题决定工作的重点，做好母婴保健。①早期发现孕妇，定期进行产前检查、孕产妇的家庭访视；及时处理和治疗孕妇的异常现象与合并症。②搞好遗传咨询和产前诊断，及早发现与处理遗传性疾病和先天性异常。③预防感染和产伤以及产时、产后出血的发生，

处理产妇并发症。

2. 青春期保健

针对成长迅速且易受环境因素影响的特点，采取以下保健措施：①指导个人卫生；②培养良好的卫生习惯；③指导体格锻炼；④普及生殖系统的解剖生理知识；⑤指导月经期卫生，加强经期劳动保护；⑥开展性教育。

3. 婚前保健

包括婚前健康检查和婚前指导两方面。

4. 哺乳期保健

宣传母乳喂养的重要意义；帮助婴儿母亲掌握正确喂哺方法和促进乳汁分泌的知识；做好乳头和乳房的护理，防治乳腺感染，指导哺乳期用药、避孕和劳动保护等。

5. 更年期保健

提供有关生理和心理卫生知识的宣传、教育与咨询；指导更年期妇女合理就医、饮食、锻炼和用药。

6. 筛查

配合上级医疗保健机构开展妇科疾病的筛查。

十、儿童保健

儿童保健工作以 7 岁以下儿童为重点，实行儿童保健系统管理，增强儿童体质。主要内容包括：

1. 新生儿期保健　新生儿访视及护理指导；母乳喂养咨询及指导。

2. 婴幼儿期保健　早期教育；辅食添加及营养指导；成长发育评价。

3. 学龄前期保健　心理发育指导及咨询；生长发育监测；托幼机构卫生保健的指导。

4. 学龄期保健　与家长配合开展性启蒙教育和性心理咨询等

5. 儿童各期常见病、多发病及意外伤害的预防指导。

医院妇幼保健工作一般由基层医院的妇幼卫生科或预防保健科中的妇保组、儿保组等相应的机构承担。不具体承担妇幼保健工作的城市大医院应加强对基层医疗单位的妇幼保健业务指导和妇幼保健专业队伍的业务培训。

十一、健康教育

医院的健康教育包括院内患者健康教育和院外的社区健康保健。医院的健康教育要有计划、有领导地进行，一般由预防保健科会同有关职能科室负责计划和组织。

院内健康教育旨在劝告患者及其家属改变不良的个人行为和生活方式，以降低疾病的危害因素，并介绍当前常见病、多发病的防治方法。院内健康教育可利用广播、黑板报、宣传栏、宣传资料、健康处方、讲座、咨询门诊、电视或电子荧屏等多种形式，开展门诊、候诊健康教育、住院健康教育等内容。

院外健康教育是要协同当地卫生主管部门和社区政府，有组织地承担社区人群健康教育工作，有计划地在人群中进行生活方式的干预和控制（如戒烟、低盐、低脂肪、运动、精神平衡等的干预），改变不卫生行为，使公民参与维护有益于健康的环境（心理、自然、社会方面），最终使平均期望寿命、婴儿死亡率、主要疾病的发病率与死亡率达到预期指标。根据当前我国人群的疾病谱，要特别重视心脑血管病、肿瘤等危险因素的宣教。医院卫生宣传教育工作的要点：

1. 普及性宣传各项卫生工作方针政策，宣传先进的医学理论和方法，宣传普及医药卫生科学技术知识，介绍行之有效的各种卫生工作方法和群众创造的先进经验等。

2. 针对性根据不同的宣传对象，如不同年龄、性别、职业人群、文化程度等，不同时间、季节、地点等，宣传群众最为关心的卫生问题。

3. 科学性宣传的内容要有科学根据，实事求是地反映客观现象，对所要说明的问题最好能引用自己调查或国内调查已证实的资料和数字。

4. 艺术性和趣味性根据宣传对象的特点，使用群众喜闻乐见的方式，进行生动活泼、形式多样的宣传。可利用讲演、座谈、广播、黑板报、墙报、书刊画册、照片、模型、标本、电视、电影等多种形式进行，开展门诊候诊宣传教育住院宣传教育、地段宣传教育或根据需要走向社会进行卫生宣传教育等。

十二、医疗保健咨询

随着医学的发展和社会的进步，人们对医疗保健的要求也日益提高，不仅希望对有关疾病的病因、诊断、治疗、护理、预后、防治措施等方面的知识有所了解，而且对如何保证机体正常功能、增进健康、延长寿命等保健问题更是日益关心。所以医疗咨询也是人们为了健康需要而实行的一种卫生服务方式。

医院可根据条件设立咨询门诊，对群众关心的医疗保健问题予以解答和进行指导。由于不同的年龄、性别、职业的人群存在着特殊的疾病和保健问题。因此医疗咨询比健康教育更需要有针对性。医院的各有关临床科室可在门诊内选派有丰富临床经验的医务人员担任本科范围的医疗咨询，有条件的医院可以单独开设遗传、心理、儿童保健、妊娠保健、性保健、老年保健等方面的咨询门诊或设立咨询电话、信函咨询等服务，负责解答各种医疗和保健方面的问题。

十三、应急管理

在应急管理上要求医院：

1. 遵守国家法律法规，严格执行各级政府制定的应急预案。服从指挥，承担突发公共事件的紧急医疗救援任务和配合突发公共卫生事件防控工作。

2. 加强领导，成立医院应急工作领导小组，落实责任，建立并不断完善医院应急管理的机制。

3. 明确医院需要应对的主要突发事件策略，建立医院的应急指挥系统，制订和完善各类应急预案。

4. 开展应急培训和演练，提高各级、各类人员的应急素质和医院的整体应急能力。

5. 合理进行应急物资和设备的储备。

6. 建立医院应急管理的评估与持续改进机制。

第三节　医院公共卫生服务管理

根据国家相关政策，结合当前国家和当地的公共卫生形势，通过科学合理的规划，明确规定医院公共卫生工作的职责及完成质量，将医院承担的公共卫生工作的范围划分清楚，规范医院执行公共卫生工作和保障其公共卫生质量。

一、医院公共卫生服务定位

公共卫生服务是一项以预防为基本策略，投资小、社会效益大的公益事业。其意义不仅仅局限于保障公众健康，更重要的在于它是保护人力资源、提高生产力水平、促进经济发展和社会进步的重要源泉和动力。

医院是公共卫生体系中很重要的组成部分，也是公共卫生战略的重要环节随着社会经济的快速发展和广大群众健康需求的日益提高，医院在公共卫生工作中的地位也日渐突出，大量疾病控制工作需要医院来完成，医院在促进和保障全民健康中占有显要的位置。医院在重点做好突发公共卫生事件应急处理、传染病医疗救治、传染病疫情报告、慢性非传染性疾病监测和妇幼保健等公共卫生工作方面的同时，还要将医院感染控制、医疗废物处理、实验室生物安全等纳入医院必不可少的公共卫生工作内容。

正确定位好医院的功能、职责及公共卫生服务范围，合理设置专门的部门如目前的预防保健科、公共卫生部）和专职人员，具体负责医院内的公共卫生服务的组织、落实、督导，做到有机构、有人员、有责任，这样既保障医院正常的医疗运转，又让医院能正常地开展规定的公共卫生工作，同时让有条件的医院积极参与更深层次的公共卫生工作。例如甘肃省明确要求全省县级以上综合医院（含中医医院）成立公共卫生管理科，乡镇卫生院（社区卫生服务中心）设防保组配备专人承担疾病统计、分析，传染病诊疗管理，免疫预防，医院感染预防控制死因监测以及突发公共卫生事件管理等公共卫生职能。

二、医院公共卫生管理与责任

（一）医院公共卫生服务组织

医院公共卫生与社区卫生服务组织是医院开展三级预防的重要组织保证医院建立相应的组织机构如预防保健科来负责这一工作的组织和实施，从事相应的院内、外预防保健工作，医院的医务科、门诊部、护理部等职能科室应积极配合和参与。医院可根据自身的人力、物力、设备等优势，建立慢性病防治科社区保健科、全科医疗站等新型的预防保健组织，或利用现有的预防保健科、家庭病床科等组织开展慢性非传染病的防治工作，并要建立健全与基层单位协作。

预防保健科的人员构成关系到医院预防保健工作的质量，应配备一定数量的预防保健人员。医院感染管理科具有管理职能，主要对医院消毒隔离、交叉感染，污染物处理等进行院内感染的监测、检测和管理。家庭病床科或社区保健科是从事院外医疗保健服务的业务科室，有利于医务人员走出医院，面向基层，加强社区卫生服务。以上医院防保机构的各类专业人员均应具有一定的医疗、预防业务水平和社会组织能力，并热心于预防保健事业。

（二）医院公共卫生管理职责

1. 主管公共卫生工作的领导职责

（1）要熟悉与公共卫生工作相关的卫生法规，熟悉当地卫生行政部门的公共卫生工作的要点及重点项目等，了解公共卫生工作运行规范。

（2）结合医院实际，部署医院内公共卫生工作的开展，审核医院实施公共卫生生工作方案、公共卫生相关工作制度，必要时组织相关专家或院领导商讨决定充当好医院公共卫生工作的决策者。

（3）监督公共卫生科落实公共卫生工作的内容，了解本院公共卫生工作指标督促预防保健科和医院感染管理科加强质控，提高医院内公共卫生工作质量。

（4）经预防保健科努力尚不能解决的涉及公共卫生质量的问题，要调查、指导，必要时组织相关部门协调或提交院办公会讨论决定。

2. 预防保健科工作职责

（1）在医院领导下有组织、有计划开展公共卫生各项业务，接受业务主管部门的指导、检查，完成医院、业务主管部门分配的任务。

（2）要熟悉与公共卫生工作相关的卫生法规，开展公共卫生工作要依照相关卫生法规的程序，规范运转，保证完成任务。

（3）结合医院的实际，依照卫生法规，制订本院的传染病防治、慢性非传染性疾病防治、健康教育、妇幼保健、职业防护、职工保健、冷链系统、伤害监测、药品不良反应监测等业务管理制度，提交院领导审核，形成医院的规章制度，并具体负责各项公共卫生业务工作。

（4）具体负责全院的健康教育业务计划、组织管理、技术指导和方案实施，接受上级业务主管部门的指导、检查，计划和总结要记录、汇报。

（5）负责医院妇幼保健工作：孕产妇系统管理、0~6岁儿童系统管理、体弱儿童管理，收集、整理、汇总、统计相关科室和管辖社区开展的妇幼保健工作，督促管辖社区在完成妇幼保健各项任务的基础上开展妇女病普查普治、妇女保健宣传工作。

（6）负责医院的传染病及慢性非传染疾病的防治管理，及时准确做好疫情报告、处理；按业务主管部门要求开展传染病监测、收集、汇总、统计，分析后完成相关报表，按时报告业务主管部门。

（7）负责医院预防接种工作、冷链系统管理，保证疫苗质量及接种效果，完成上级业务主管部门分配的强化免疫接种、突击接种任务。

（8）负责伤害监测的管理工作，按业务主管部门要求开展伤害监测工作，每月督导相关科室完成报告工作。

（9）负责医院职业（含放射）防护的指导和管理，按业务主管部门要求开展本院职业防护监测工作。

（10）开展职工保健工作，负责院内职工年度健康体检的组织、病假的核查及相关健康指导等，定期分析、评价医院职工健康现况及主要健康问题。

（11）积极参与医院组织的安全生产、医德医风、业务知识等培训和考核。

3. 医院感染管理科工作职责

（1）在医院领导下有组织、有计划开展医院感染预防与控制各项业务，接受业务主管部门的指导、检查，完成医院、业务主管部门分配的任务。

（2）要熟悉与医院感染管理工作相关的卫生法规，开展医院感染预防与控制工作要依据相关卫生法规的程序、规范运行，保证工作质量。

（3）结合医院的实际，依照卫生法规制订本院的医院感染管理制度，提交医院感染管理委员会及院领导审核，形成医院的规章制度。按医院感染管理相关的规章制度督导各科室及时做好医院感染预防与控制工作，保证各项指标达到区域公共卫生工作要求。

（4）组织、协调各科开展医院感染控制工作，监督检查相关制度的执行情况定期分析、反馈。

（5）负责进行医院感染发病情况的监测，定期对医院环境卫生、消毒、灭菌效果进行监督、监测，及时汇总，分析监测结果，发现问题，提出控制措施并指导实施。并将结果及时上报有关职能部门、院领导、医技科室。

（6）对医院感染暴发、流行进行调查分析，提出控制措施并组织实施，按规范及时报告。

（7）负责开展目标性监测：对重症监护室、手术室、人流室、产房、新生儿病房、爱婴病房、感染性疾病科、器官移植病房、血液透析室、导管室、口腔科、内镜室、临床实验室、消毒供应中心等重点部门以及下呼吸道、手术部位、泌尿道、血液等重点部位的医院感染相关危险因素进行监测、分析和反馈，针对存在的问题提出控制措施并指导实施。

（8）对医院的清洁、消毒灭菌与隔离、无菌技术操作、医疗废物管理、手术卫生规范等执行情况进行指导和监督。

（9）负责组织医院各级各类人员开展预防和控制医院感染相关知识、技能的培训、考核；指导、监督医院各级各类人员开展预防感染性职业暴露的安全防护。

（10）参与药事管理委员会，对抗感染药物应用进行管理，协助制定合理用药的规章制度，并参与监督实施。

（11）负责开展耐药性监测。定期汇总医院各种临床标本的细菌培养及药物敏感结果，分析趋势，并向临床科室反馈，为临床合理应用抗菌药物提供科学依据。

（12）对消毒器械和一次性使用医疗器械、器具的相关证件进行审核，并对其依据。购置、储存、使用及用后处理进行监督检查。

（13）根据预防医院感染和卫生学要求，参与本单位的建筑设计、重点科室建设的基本标准、基本设施和工作流程的卫生学评价工作，对其是否符合医院感染控制要求提出意见。

（14）定期向上管领导和医院感染管理委员会汇报医院感染预防与控制的控制要求提出意见。必要时可向全院通报医院感染预防与控制情况。

（15）可开展医院感染管理的专题研究或科研工作，促进医院感染预防与控制工作的提升。积极完成与医院感染管理相关的工作。

三、医院公共卫生资源配置

根据卫生部制定的《县级以上医疗机构疾病预防控制职责和工作规范》及妇幼保健工作等方面的要求，认真落实好预防保健科室设置、组织领导、人员、房屋设施、基本工作经费及工作制度等，县级以上医疗预防保健科必须作为一级科室设置并有院领导分管此项工作。预防保健科人员根据其承担的工作任务确定，原则上不承担具体区域范围内预防接种、妇幼保健等任务，其人员数量一般为3~5人，如承担具体区域或社区范围公共卫生任务，按服务人口1∶12000增加从事具体区域或社区工作的预防保健人员，至少有一名公共卫生专业的正式人员，人员稳定性达80%以上。预防保健人员必须是具有大专以上学历和有一定社会工作经验的卫生专业人员，不得将非卫技人员或医院后勤人员安排到预防保健科。预防保健办公用房面积应不少于人均10 m^2，并配有与开展工作需要相适应的各类办公设施、仪器设备。还要加强预防保健人员培训，不断提高预防保健人员业务水平和工作能力。要落实好预防保健工作经费，保证预防保健人员相对稳定，其人员变动须报卫生行政主管部门审核同意。医院要有院领导主管医院公共卫生服务管理工作，设立负责此工作的职能科室（如预防保健科、医院感染管理科、健康教育科等），医院内有公共卫生管理网络（分布到科室、管辖社区中心或门诊部），具体负责医院内部各项公共卫生服务管理工作。医院开展公共卫生服务，要保证相应基本设施的完善，合理规划设置临床医技与公共卫生服务相结合的设施，如开展公共卫生服务所需要的通讯设备、计算机、互联网、监测仪器、防护用品、药品储备、检测等，设置隔离传染患者的临时隔离区（紧急时能调配成隔离功能的区域），感染性疾病抢救室、手术室、产房等（配备急救设备及药品），交通工具保障系统，以及感染性疾病科的设置等。医院制订传染病防治、慢性病防治、免疫接种、妇幼保健、健康教育、职业病报告、精神卫生、放射防护、实验室生物安全、医院感染控制等管理制度，制订各类突发公共卫生事件应急预案和工作流程，建立责任追究制度和奖惩机制，并加强对执行情况的检查考评，保障医院公共卫生服务工作运行。具备以上设施与制度，还要加强公共卫生服务相关队伍建设，保障有疫情或其他突发公共卫生事件发生时能有应急处理的条件和设施，能及时启动相应的应急流程，避免公共卫生事件处理时出现运行环节受阻。

医院公共卫生服务的开展需要经费配置，才能保障各项公共卫生服务工作正常运行。目前医院承担着不少公共卫生服务相关费用，包括公共卫生工作人力资源支出费用、公共卫生办公业务用房费用、公共卫生工作通讯设备费用、公共卫生计算机设施费用、公共卫生网络维护费用、公共卫生工作相关监测仪器费用、公共卫生工作相关监测仪器维修费用、公共卫生防护用品（含放射、感染性防护等）维护费用、公共卫生工作相关的药品储备维护费用，感染性疾病抢救室、手术室、产房等（配备急救设备及药品）维护费用，公共卫生工作的交通保障系统的费用、公共卫生基本知识培训费用、健康教育相关的消耗品费用、公共卫生相关的各种报告卡（保障基本信息完善）填报补贴费用，免疫接种设备、耗材。

（沙艳荣　陈建水　王艳　姜芹　殷婷婷）

第七章　传染性疾病的预防与控制

第一节　概述

传染病肆虐人类的历史已有数千年。直到 20 世纪中叶，随着疫苗和抗生素的应用与发展以及人类生活与卫生条件的改善，长期以来危害人类生命与健康的一些传统急慢性传染病正在逐渐减少或得到控制：1978 年肆虐全球数千年的天花被消灭，麻疹、白喉、百日咳、脊髓灰质炎等传染病的发病率明显下降，消灭第二种或第三种传染病也指日可待。但是，近 30 年来世界部分地区古老传染病的发病率再度回升，更大范围内新发和再发传染病的暴发流行事件也接连不断，极大地危害了公共卫生安全，全球传染病疫情形势依然十分严峻。尤其 2003 年 SARS 突如其来的侵袭和 1997 年首次发现并于 2004 年又在东南亚部分地区再度发生的高致病性禽流感病毒感染人的事实再次向我们发出警告，人类和传染病的斗争未有穷期，任何忽视传染病预防与控制的观点都将十分有害。

一、人类认识传染病的过程

自从人类诞生的那天开始，传染病就成为人类健康的巨大隐患。每一次重大的传染病流行，不仅直接影响到人们的健康与生命，也可能导致国家城邦的衰落。

许多科学家在传染病的发现和预防中作出了巨大的贡献。1796 年爱德华・詹纳（Edward Jenner）发现接种牛痘可以预防天花，从而使天花这一烈性传染病在全球得到了有效控制，开创了传染病主动免疫的先河；1848—1854 年英国著名内科学医生约翰・斯诺（John Snow）首次提出了霍乱是介水传播的著名科学推断，并通过干预成功地控制了伦敦霍乱的流行。19 世纪鲁道夫・魏尔肖（Rudof Virchow）创立了疾病病理学概念，并且在他的带领下，1866 年罗伯特・科赫（Robert Koch）在柏林进行经血液传播疾病的研究，发现了肺结核分枝杆菌和霍乱弧菌；19 世纪路易斯・巴斯德（Louis Pasteur）研究造成疾病的细菌理论，并研制出了狂犬病疫苗和炭疽热疫苗。

20 世纪，在传染病病原学研究的基础上，科学家们开始集中精力把研究重点转移到预防和治疗上。20 世纪 40~50 年代随着抗微生物类药物及高效杀虫剂的陆续投入使用，全球传染病死亡人数占总死亡人数的百分比例由 19 世纪的 50% ~60%下降至 20 世纪中后期的 10%以下。1980 年美国的传染病总死亡率已降至 36/10 万。同时人们也见证了严重危害人类生命的传染病的控制和根除，如鼠疫、霍乱、血吸虫病基本被控制；脊髓灰质炎、麻疹白喉、百日咳、破伤风等发病率明显下降；黑热病基本被消灭；天花于 1977 年宣布被彻底消灭。然而在传染病上取得的成就使人们放松了应有的警惕，导致了近几十年全球传染病发病率的大幅度回升，暴发事件不断。1996 年 WHO 的《世界卫生报告》发出警告“人类正处于一场传染性疾病全球危机的边缘，没有一个国家可以躲避这场危机”。

二、21 世纪初威胁全世界的主要传染病

（一）再燃传染病

再燃传染病（Reburming infectious disease）指几十年或几个世纪前出现并以不同的形式或在不同的地点曾经暴发流行过的一类传染病，其发病率本已经下降在国家控制标准以下，但又出现局部流行，或是发病病例数明显增加。例如西半球的西尼罗热，美国的猴痘，巴西以及其他南美洲国家的登革热等。同样，在中国一大批被认为早已得到控制的传染病也卷土重来，如结核病、白喉、霍乱、疟疾、鼠疫和性病等。

1. 鼠疫　我国是世界上仅有的几个存在活跃鼠疫疫源地的国家之一。20 世纪中期以来，人间鼠疫已局限于少数鼠间鼠疫活跃的边缘地区，每年仅有个别病例发生，似乎已经不再对人们的健康构成威胁。然而，1994 年 8 月，印度苏拉特、孟买、加尔各答等大中城市暴发的人间鼠疫流行震惊了世界。此次事件共发生疑似病例 5150 例，极大地影响了印度的社会安定和经济活动。

2. 霍乱　曾在我国长期流行的古典型霍乱于 20 世纪中期已经绝迹。1961 年发生了世界范围内的第七次霍乱（埃尔托型）大流行并传入我国，此后一直呈周期性流行。20 世纪 90 年代以后，我国霍乱防治的形势依然十分严峻。

3. 结核病　1993 年结核病全球告急。WHO 指出，如不采取强有力的措施，到 2000 年全球结核病死亡人数可达 350 万。2006 年 WHO 公布，2004 年全球新发肺结核病例 890 万人，其中死亡人数得到有效控制达 170 万。我国目前有 5.5 亿人曾感染过结核分枝杆菌，现有活动性肺结核患者 450 万人。每年新发现 450 万患者，死亡 13

万人。不难看出，结核病已经成为21世纪初我国重点防治的主要传染病之一。

二、新发传染病

美国疾病预防控制中心（CDC）于1995年创办了《新发传染病》专业期刊。新发传染病（emerging infectious disease），是指在以往20年内发病率增加或者在不久的将来，人类将受到威胁的传染病。哥伦比亚大学梅尔曼公共卫生学院的流行病专家斯蒂芬·莫斯（Stephen Morse）将其定义为“在人群中新近出现，或者虽早已存在，但发病率迅速增加或地区日渐扩大的传染病”。

自从1976年在扎伊尔北部的埃博拉河地区首次暴发流行埃博拉出血热以来，人类又相继发现军团菌病（1977年，肺军团菌）、莱姆病（1982年伯氏疏螺旋体）、肠出血性综合征病（1982年，大肠杆菌0157）艾滋病（1983年，人类免疫缺陷病毒）和流行性霍乱（1992年，霍乱弧菌0139），尤其变异型克雅氏病（1986年，牛海绵状脑病）在欧洲流行引起了全球关注。除了埃博拉出血热和变异型克雅氏病，其他传染病在我国都已发现并广泛存在。预计在未来的数十年间，国内外仍然可能发现若干新发的传染病。由此可见，人类消灭传染病的速度远远落后于新发传染病的出现速度。由于对新发传染病知之甚少且人群普遍易感，我国迫切需要建立一支高素质的传染病防治队伍和一套用于监测新发传染病的高效、敏感的指标体系，从而适应不断发生的传染病疫情。

三、传染病的全球化趋势，公共卫生在预防控制传染病流行中的作用

全球化的发展推动了世界各国的交流，缩短了国家之间的距离。在联系日益密切的当今世界，传染病显示出在国际间快速传播的可能性。细菌、病毒和病媒昆虫的跨国流动既是全球化的偶然事件，又是其必然的副产品。随着全球化的迅速发展，感染因素已经能够从一个乘坐飞机进行国际旅行的无症状乘客身上不被觉察地进行传播。经济和市场的紧密联系增加了个体感染的危险。媒体提升了公众的意识，但同时也造成了恐慌，加重了社会和经济的不稳定性。

急性传染病的全球暴发流行，更加凸显了公共卫生的重要性。中国作为一个经济和人口大国，在面对突如其来的SARS之时却措手不及，暴露出社会危机管理机制的深层次问题以及公共卫生应急管理机制的不完善。公共卫生的基本作用是预防疾病和保护公众健康。因此，当重大传染病暴发流行时，公共卫生的职责和义务主要包括：为政府采取重大决策提供科学依据，并协调政府和其他权力机构与公共卫生职责间的

关系；承担紧急疫情信息报告系统的任务；在流行病学调查、实验室检验、中毒预防与控制中发挥主导作用；通过有效、可行和可靠的个体及社会的卫生服务，消除公众情绪并树立信心等。

四、传染病相关的公共卫生法律和法规

我国政府历来重视传染病防治的立法工作，相继出台了以下传染病防治相关的法律和法规。

《血吸虫病防治条例》于 2006 年 3 月 22 日国务院第 129 次常务会议通过并予公布，自 2006 年 5 月 1 日起施行。

《可感染人类的高致病性病原微生物菌（毒）种或样本运输管理规定》于 2005 年 12 月 28 日卫生部令第 45 号发布，自 2006 年 2 月 1 日起施行。

《国家突发公共事件应急预案》自 2006 年 1 月 8 日施行。

《疫苗流通和预防接种管理条例》于 2005 年 3 月 16 日国务院第 83 次常务会议通过并予公布，自 2005 年 6 月 1 日起施行。

《中华人民共和国传染病防治法》于 1989 年出台，1991 年出台了该法的实施办法。2003 年 4 月 8 日，经国务院批准，卫生部下发了《卫生部关于将传染性非典型肺炎列入法定管理传染病的通知》，决定将非典型肺炎列入《传染病防治法》法定传染病进行管理。2004 年 8 月 28 日由中华人民共和国第十届人民代表大会常务委员会第十一次会议修订通过，2004 年 12 月 1 日起施行。

《关于疾病预防控制体系建设的若干规定》于 2004 年 12 月 9 日经卫生部部务会议讨论通过，并经财政部同意，予以发布，自发布之日起施行。

《病原微生物实验室生物安全管理条例》，2004 年 11 月 5 日经国务院第 69 次常务会议通过，并于 2004 年 11 月 12 日予以公布。

《突发公共卫生事件应急条例》于 2003 年 5 月 7 日国务院第 7 次常务会议通过，2003 年 5 月 9 日公布，并自公布之日起施行。

中华人民共和国卫生部令第 35 号《传染性典型肺炎防治管理办法》于 2003 年 5 月 4 日经卫生部务会议讨论通过并予以发布，自发布之日起行。

《突发公共卫生事件与传染病疫情监测信息报管理办法》（卫生部第 37 号令）于 2003 年 11 月发布并于 2006 年进一步修订。

《中华人民共和国职业病防治法》已由中华人民共和国第九届全国人民代表大会

常务委员会第十四次会议于 2001 年 10 月 27 日通过，自 2002 年 5 月 1 日起施行。

《中华人民共和国人口与计划生育法》已由中华人民共和国第九届全国人民代表大会常务委员会第二十五次会议于 2001 年 12 月 29 日通过并予以公布，自 2002 年 9 月 1 日起施行国内交通卫生检疫条例自 1999 年 3 月 1 日施行。

《中华人民共和国执业医师法》于 1998 年 6 月 26 日第九届全国人民代表大会常务委员会第三次会议通过国家主席令第五号公布。

《中华人民共和国献血法》，1997 年 12 月 29 日第八届全国人民代表大会常务委员会第二十九次会议通过。

《中华人民共和国食品卫生法》，1995 年 10 月 30 日第八届全国人民代表大会常务委员会第十六次会议通过。

《中华人民共和国国境卫生检疫法》自 1987 年 5 月 1 日起施行。1957 年 12 月 23 日公布的《中华人民共和国国境卫生检疫条例》同时废止。

第二节　传染病的流行过程及其影响因素

传染病在人群中的流行过程，即病原体从已受感染者排出，经过一定的传播途径，侵入易感者机体而形成新的感染，并不断发生、发展的过程。因为这三个环节是构成传染病在人群中流行的生物学基础，缺乏任何一个环节，新的传染就不可能发生。流行过程在人群中无论在时间上和空间上的表现都是错综复杂的，并非一种单纯生物学现象，其过程常常会受到社会因素及自然因素的影响。

一、传染病的流行过程

传染源、传播途径和易感人群是传染病流行过程的三个基本条件，这三个基本条件相互依赖、相互联系，缺少其中任何一个条件，传染病的流行过程就会中止。

（一）传染源

传染源（source of infection）是指体内有病原体生长、繁殖并且能排出病原体的人和动物。作为传染源的人又可分为患者及病原携带者；作为传染源的动物，主要是那些感染人畜共患疾病，并能将该疾病传染给人类的家畜或野生动物。

1. 患者

患者是重要传染源，因为患者体内存在着大量病原体，而且患者的某些症状有利于病原体排出。例如，患者的咳嗽症状增加了麻疹、百日咳及一些呼吸道传染病的传播机会；而腹泻症状增加了易感者感染痢疾、霍乱及一些肠道传染病的机会。传染病病程经过可分为潜伏期（incubation period）、临床症状期和恢复期。各期病例作为传染源的作用不同主要取决于是否排出病原体以及排出量和频度。

需要指出的是，如果一个传染病患者不存在有利于病原体排出的症状或行为，则其作为传染源的实际意义就很小。例如，一名尚处在发病早期的老年艾滋病患者，如果他不接受或从事医疗活动，作为传染源的意义就有限；对一些自然疫源性传染病及隐性感染率比较高的传染病来说，患者作为传染源的意义远没有带菌（毒）动物及病原携带者重要。

2. 病原携带者或无症状携带者

病原携带者（pathogen carrier）是指没有任何临床症状而能排出病原体、传播疾病的人。带菌者、带毒者和带虫者统称为病原携带者。不同疾病的病原携带状态不同。例如，人类感染 HIV 后，会经历一个很长的无临床症状的潜伏期；受到 EB 病毒和巨细胞病毒感染的人中，其中仅仅有一小部分会发展为疾病状态；脊髓灰质炎病毒感染的人在整个感染过程中均无明显的临床症状与体征等。病原携带分为潜伏期病原携带者、恢复期病原携带者和健康病原携带者。病原携带者作为传染源的意义，不仅取决于携带者的类型、排出病原体的数量、持续时间，更重要的取决于携带者的职业、行为、生活方式、活动范围，以及环境卫生状况、生活条件及卫生防疫措施等。

3. 受感染的动物

在自然疫源性传染病和人兽共患传染病中，受感染的动物，特别是野生动物是重要的传染源，而且远比人类传染源难以控制，常常是自然疫源性传染病病原体的长期保存宿主，如受感染的鸡、鸭、鹅等是人感染高致病性禽流感的重要传染源；鼠类等小型啮齿类动物是鼠疫的长期保存宿主等。

动物作为人类传染病传染源的重要性，取决于人们与受感染动物的接触机会、接触的密切程度、是否存在传播该病的适宜条件，以及动物传染源的科类、密度、动物的年龄、携带病原体时间长短等。

4. 实验室保存的传染病菌（毒）种及含传染病病原体的样品

用于实验的实验室保存菌苗。

（二）传播途径

传播途径是指病原体离开传染源以后，到达易感者所经历的途径。传播途径由环境中各种因素构成，可以是单一的，也可以是多因素的。

1. 经空气传播

又称呼吸道传播，包括经飞沫、飞沫核和尘埃传播。飞沫传播的范围仅限于患者或携带者周围的密切接触者。流行性脑脊髓膜炎、流行性感冒、百日咳等均可经此方式传播。拥挤的临时工棚、看守所或监狱、旅客众多的船舱、车站候车室是发生此类传播的常见场所。经飞沫核及尘埃传播的病原体，一般为耐干燥的病原体，如结核分枝杆菌、炭疽芽孢等。

2. 经水传播

经水传播包括 2 种传播方式：一类是饮用被病原体污染的水；另一类是接触疫水（感染的水体）。

经饮水传播的疾病有霍乱、伤寒、细菌性痢疾及甲型肝炎等。它的流行强度取决于水源类型、供水范围、水受污染的强度及频度、病原体在水中存活时间的长短、饮水卫生管理是否完善及居民卫生习惯等。

经接触疫水传播的疾病，如血吸虫病、钩端螺旋体病等，其病原体主要经皮肤入侵体内。此类疾病的流行特征是患者有接触疫水的历史，如在流行区游泳、洗澡、捕鱼、收获、抢险救灾等暴露于疫水而遭受感染。呈地方性或季节性特点，若大量人群在流行区与疫水接触后，可呈暴发或流行。

3. 经食物传播

易感者因进食了被病原体污染的食物而引起感染。包括许多肠道传染病和一些寄生虫病等。食物传播与食物性质、污染程度、饮食习惯及食品生产、加工、运输和储存等方面有关。

4. 接触传播

包括直接接触传播和间接接触传播。直接接触传播指没有外界因素参与下传染源直接与易感者接触的一种传播途径。例如性病、狂犬病等。间接接触传播又称日常生活接触传播，是指易感者接触了被传染源的排泄物或分泌物污染的日常生活用品而造成的传播，被污染的手在间接接触传播中起着特别重要的作用。例如用了被污染的毛巾洗脸可传播沙眼、急性出而性结暗客。

5. 生物媒介传播

也称虫媒传播，病原体通过节肢动物、昆虫等媒介生物的携带或叮咬传至易感者，包括机械性携带和生物性传播。机械性携带是指病原体污染媒介生物后，仅经简单、机械的携带传至易感者，如肠道传染病通过苍蝇、蟑螂等的携带造成传播。生物性传播，是指病原体进入节肢动物的体内（或体表）后经过发育、繁殖，经过一段时间的增殖或完成其生活周期中的某阶段后，才能感染易感者，病原体与节肢动物间存在依存关系。如乙脑、疟疾等虫媒传染病的传播。

6. 经土壤传播

有些传染病可通过被污染的土壤传播。一些能形成芽孢的病原体（如炭疽、破伤风）等污染土壤后可保持传染性达数十年之久。有些寄生虫卵从宿主排出后，需在土壤中发育一段时间，才具有感染新易感者的能力。

7. 医源性传播

在医疗卫生工作实践中，由于未能严格执行相关规章制度和操作规程，使医疗卫生场所、医疗器械、生物制品、血液制品等受到病原体的污染，从而使易感者在就医、工作等过程中被感染。曾被报道经医源性传播的传染病有艾滋病丙型肝炎、SARS、埃博拉出血热等。

8. 垂直传播

在怀孕或分娩的过程中，母体将病原体传播给子代，称为垂直传播，也称母婴传播和围生期传播。垂直传播相对于水平传播是母体与子体两代之间的传播。主要方式包括经胎盘传播、上行性感染和分娩时传播等。母亲患风疹、艾滋病、梅毒和乙型肝炎等传染病常可经胎盘传给胎儿；单纯疱疹病毒、白念珠菌等传染病病原体常可由孕妇阴道到达绒毛皮下胎盘引起胎儿宫内上行性感染；淋球菌、疱疹病毒等可在分娩过程中胎儿通过严重感染的母亲产道时感染胎儿。

需要指出的是，许多传染病均能以多种途径进行传播，如艾滋病可通过性交等直接接触方式、医源性传播以及垂直传播方式等多种途径传播。

（三）易感人群

易感人群是指对某种传染缺乏免疫力，易受该病感染的人群和对传染病病原体缺乏特异性免疫力的人群。对某种传染缺乏免疫力，易受该病感染的人群。当人群免疫人口相对减少时，如新生儿的增加，机体免疫力减低，人群易感性高；反之，则人群易感性低，机体免疫力高。对传染病病原体缺乏特异性免疫力，易受感染的人群。人群中易感者多，则人群易感性高，容易发生传染病流行。人群对传染病的易感性是可变的。造成人群易感性增加的因素有：新生儿增加，易感人口的输入，免疫人口减少和死亡，免疫人口的免疫力降低等。造成人群易感性减少的因素有：预防接种，传染病流行后，隐性感染后等。判断某一人群对某种传染病易感水平的高低，可从该病以往在人群中流行情况，该病的预防接种情况及对人群进行该病抗体水平检测结果而定。

1. 影响人群易感性升高的主要原因

包括新生儿的增加、易感人口的迁入、免疫人口的死亡，使人群易感性相对升高、免疫人口免疫力自然消退。

2. 影响人群易感性下降的主要原因

包括预防接种、流行后免疫人口增加、隐性感染后免疫人口增加。

3. 人群易感性与疾病流行关系

易感者大量减少能抑制疾病的流行，甚至可使流行终止。但也不能认为易感者上升至某种水平就一定能发生疾病的流行，因疾病的发生必须有传染源的输入。

二、影响流行过程的因素

纵观人类的发展历史，存在着几个重要的过渡时期，每个时期均会表现出形式不同的人与自然（包括一切有机物和无机物）的交流方式。同时又会伴随着新发的或复燃的传染病性疾病的爆发和流行。

最早大约10000年前，农业和畜牧业的出现使靠耕地种田为生的居民感染地方疫源性疾病变为可能。随后发展到2000~3000年前，一些国家，如希腊、罗马、中国等开始通过战争和商业贸易传播疾病和交换病种现象；欧洲国家的领土扩张政策在过去几个世纪里使许多致死性传染病横越海洋传播流行。例如，西班牙征服美国时，不仅给美国人民带来战乱和饥荒，同时也把麻疹、天花和流感以及恐慌带到了美国。

今天我们正逢人类发展历史的第四个过渡时期，全球化进程的加剧，科技的飞速发展，环境与资源的过度开发等因素，使全球不同地区各类传染病暴发流行不断。自然环境、教育、行为生活方式条件以及风俗习惯等多种综合因素直接或间地影响着传染病的发生和发展。由此可见，传染病的流行过程受到诸多因素的影响，这些因素在不同的时期、不同的地点表现各异。

（一）自然因素

影响传染病流行过程的自然因素很多，其中最明显的是气候因素与地理因素。

1. 气候变化

气候因素如气温、降水量、湿度风速与风向等不仅对人群活动、动物宿主和媒介昆虫的滋生繁殖有明显影响，而且对环境中的游离性病原体的存活时间也有重要作用。

研究发现，20 世纪 80 年代的平均气温比 19 世纪 80 年代高出 0.7 ℃，并且全球变暖的趋势还将继续下去，21 世纪全球年平均气温将上升 2~5 ℃。人类活动造成的气候变化已远远超过大自然本身所能承受的范围。全球气候变化会直接或间接影响多种传染病，导致传染病的发病率和地区分布特征发生改变，尤其是虫媒传染病，如疟疾、血吸虫病、病毒性脑炎和登革热等的传播过程。虽然传染病的病因链极其复杂，很难明确地判断某种传染病是否确因气候变化改变而引起，但是最近几年发生在孟加拉的霍乱，瑞典的流行性脑炎以及非洲东部部分国家的疟疾在很大程度上被学术界认为是气候变化作用的结果。

气候短期内发生重大变化会作用于病原体、携带体和动物中间宿主，影响病原体的存活和变异。例如洪水泛滥、地震等。动物活动区域变迁使传染病谱的格局和流行病学特征发生改变，引起新病原体及新发传染病的出现。自然灾害发生后，公共卫生设施遭到破坏，医疗卫生保健机构陷入暂时性瘫痪，灾区群众的饮食难以得到有效保障，再加上灾区群众免疫水平降低，人群易感性增加，一些虫媒传染病、自然疫源性传染病和呼吸道传染病便会乘机肆虐，引起流行和暴发。例如，20 世纪 60 年代初我国某些地区在洪水之后出现的成批的“无名高热”“病因不明的视力减退症”患者被证实与接触含有钩端螺旋体的“疫水”有关；也有研究认为湖洼地区野鼠型流行性出血热发生和流行与雨最相关。风可作为传染病病原体和虫媒传播的载体故风向、风速对某些传染病的传播和分布的影响也颇大。因此，各种气候因素的变化都不同程度影响着传染病的流行过程，例如，WHO 最近估计在全球的部分地区疟疾流行的原因 6% ~ 7%要与近 20 年来气候发生的巨大变化密切相关。

2. 地理因素

媒介昆虫和宿主动物的特异性栖息习性使其只能生活在特定气候条件和地理位置，相应的传染病也只能在这些特定的区域和季节流行，一旦超过这些区域或季节时，传播链就会自动终止。例如，乙脑只能在有蚊虫生存的地带及零节流行，多雨潮湿的天气有助于蚊虫的繁衍生息也能使乙脑的流行增加。我国嗜盐菌食物中毒多见于沿海地区；血吸虫病分布于我国南方 13 个省市、区，并沿长江水系地理分布；丝虫病在我国未基本消灭之前，主要分布在黄河以南的 15 个省、市区，而且不同丝虫虫种（班氏与马来丝虫）的地理分布也有很大差异。

（二）社会因素

社会因素主要是通过促使人类与病原微生物的接触来影响传染病流行。因此，病原体能否顺利进入宿主并在宿主体内生存成为传染病流行过程的必需条件。在自然条件下，人与病原微生物的接触或许很容易就可以建立。但在很多情况下，人与病原微生物的接触会受到文化、社会经济状况、行为习惯以及人口流动等多种因素的影响。影响传染病流行的社会因素主要包括：人口统计学变量的特征和变化、人口的流动性；土地的使用或新环境的开垦、战争或动乱；不良社会行为（危险性行为静脉注射毒品、不良的医疗操作）；宿主状况（营养疾病以及免疫状况）等。

1. 社会状况的改变

再燃传染病（例如霍乱疟疾、结核、白喉等）的再次出现很大程度上被认为与社会状况及社会行为的改变有关。贫穷、人口爆炸、卫生条件差、卫生基础设施不健全等是许多传染病发生和蔓延的温床。传染病的流行也总会伴随着社会状况的改变。14 世纪席卷欧洲的黑死病（鼠疫），夺走了 2500 万人的生命，这相当于疫前欧洲人口总数的四分之一。然而，即使在传播的高峰期，黑死病的魔爪仍然未能俘获那些上层社会的教士和贵族，这是因为他们采取了当时针对瘟疫最为有效的战术“三十六计，走为上计”。大批买不起交通工具的贫民被迫留在疫区等死，他们则乘坐着华丽的马车，来往于各个著名而洁净的温泉疗养地之间。只有一位君主毫不动摇地坚守自己的阵地，结果这位欧洲最勇敢的领袖和他的数十名近卫军士兵全部在军营中倒下了，他是死于黑死病的唯一一位欧洲国王。人们发现这场灾难背后隐藏着巨大的玄机——黑死病发生的主要原因：连年的恶劣天气和庄稼歉收使欧洲人民长期生活在饥荒和贫穷之中，当携带病菌的鼠类进入这块土地的时候，不良的卫生状况和低下的免疫水平增加了疾病暴发的可能性。再如 19 世纪在过于拥挤的英格兰流行的结核、天花和霍乱，以及第一次世界大战后动乱的西班牙暴发的流感等均应归因于社会状况的改变。

2. 社会行为和生活方式的影响

人们的日常活动中的一些社会行为和生活方式助长了传染病的传播，如色情服务、静脉注射毒品和输血等。1981年美国发现首例艾滋病以来，艾滋病在世界造成广泛流行。自1981年以来，全球因感染艾滋病而死亡的人数达到约3000万。2007年度世界艾滋病报告显示，全球目前有3300多万人感染艾滋病病毒，15岁以下的约为250万，女性约为1540万。撒哈拉沙漠以南非洲地区依然是受影响最严重的地区，占全球总感染人数的68%。

此外，生活方式、风俗习惯、宗教信仰和文化素养等因素也可影响流行过程。我国有些地区居民因喜欢吃生的或半生的水产品而引起肺吸虫病、华支睾吸虫病、绦虫病和甲型肝炎等传染病的发生流行；新疆察布查尔锡伯自治县流行的察布查尔病（肉毒杆菌引起的肉毒中毒），是因当地锡伯族人有生食面酱的半成品"米送乎乎"所致；缺少饭前便后洗手卫生习惯者易发肠道传染病；我国东北地区在林区劳动的伐木工人易感染森林脑炎；医务人员若在防护条件不佳、制度不严的医院工作往往容易发生院内感染等。

3. 生态改变和栖息地的破坏

森林砍伐，栖息地的破坏可通过各种间接途径影响"病原体—传播媒介—宿主"三者之间的相互作用。在最近几十年里，森林砍伐成为引起南美洲各种病毒性出血热暴发流行的主要原因。这些病原体主要是分布在阿根廷、玻利维亚、委内瑞拉等农业地区的一种沙粒病毒，它们的宿主主要是一些野生的啮齿类动物。人类因接触了被感染的动物的排泄物或分泌物而引起感染。20世纪60年代早期，玻利维亚开始大面积砍伐森林，并地毯式地喷洒DDT以控制疟蚊：结果毒死了大量捕食野鼠的野猫，导致野鼠大量繁殖，DDT的使用也使病毒株发生变异。因此农民在进田耕种时感染上了病毒，引起出血热的暴发流行，最终导致当地近1/7的人口死于非命。开垦荒地、砍伐森林、兴修水坝、修建公路以及引水灌溉均可形成许多按蚊孳生地，为按蚊的繁殖创造了条件。埃及在尼罗河上修大坝后，80万公顷可耕地经常被淹，形成了许多蚊虫滋生地；1977年发生裂谷热疫情，患者约20万，死亡598人；1975—1976年在美国康涅狄克州的老莱姆地区发生了51例莱姆病。该病最初发生在森林砍伐后的再生林区，近几年由于人们到森林中度假，接触蜱的机会增多，得病概率也大大增加。1982年以来，美国已报告4万多例。我国11个省每年新发患者也有2万~3万。我国还曾多次发生由于垦荒、兴修水利、筑路而引起的肾综合征出血热流行。

4. 旅游和商业贸易

当我们登上开往异国他乡的航班时，看不到的病原体就会伴随着我们，跨越时空的阻隔到达一个陌生的地区，那里充满了易感人群，传染病的流行因此变得轻而易举。19 纪中期，约翰·斯诺（John Snow）指出，伦敦霍乱流行主要是建立在亚洲与欧洲的商业交流的基础上的，当商业交流到一个新的国家或城市，该国家或城市的港口就会出现第一例霍乱患者。然而，当今世界旅游业之发达、航运之快捷都是史无前例的，旅游和商业贸易为传染病在世界流行留下了巨大的隐患。

经济全球化导致大量传染病在全世界流行，登革热的主要传播媒介白纹伊蚊带着病原体通过二手轮胎的贸易悄悄进入非洲和美洲的一些国家；蔬菜水果等食物的全球化贸易也是导致传染病在世界流行的重要途径，1993 年发生在美国马里兰州的霍乱流行就是因为进口了被污染的冷冻椰子乳所致。

5. 城市化和人口流动

随着中国经济的发展大量农村人口涌入城市，成为城市发展的主要劳动力，为城市的发展和繁荣作出了巨大贡献，也付出了汗水和心血。然而这 1.8 亿流动人口却在无形中为传染病的暴发创造了条件；他们文化素质相对较低，健康意识和卫生习惯较差，居住的卫生条件恶劣，这些均是传染病暴发流行的危险因素；同时，流动人口特别是青壮年人群在性传播疾病的发生和发展中起着重要的“传媒”作用。近年来性传播疾病呈现出“从沿海到内地，从城市向农村快速扩展”的趋势，这在很大程度上也归因于流动人口的“传媒”作用。城市化的进程也促进了儿童期肺炎、腹泻、结核、登革热等传染病的流行。

除此以外，抗生素和杀虫剂的滥用、环境污染和破坏、疾病预防控制体系的削弱以及太阳黑子的活动等自然因素和社会因素也是影响传染病流行过程的重要因素综上所述，传染病的流行是以其病原体为生物学基础，同时受自然因素和社会因素的重要影响，从这种意义上来看，传染病的防治就不仅仅是一个单纯的医学问题，而是一个全球战略性的重大公共卫生问题。

第三节　传染病的预防与控制

人类从诞生的那天开始，就一直受到传染病的影响，即使是在人类社会文明高度发达的今天，传染病仍然严重危害着人类健康。历史上，天花、鼠疫和霍乱的世界性大流行几乎给人类造成灭顶之灾。随着人类文明的进步、科学技术的发展、社会经济水平的提高、生活条件的改善以及有效疫苗的应用，多数传染病得到了有效控制，表现为发病率和死亡率明显降低。但是，近几十年来，全球传染病发病率大幅度回升，一些古老的传染病又有死灰复燃之势，一些新发的传染病也相继横空出世，人类再度处于一场无法避免的全球传染病危机边缘。因此，人类与传染病的斗争是一个漫长而艰巨的过程，然而只要我们在这场斗争中坚持“预防为主、早期控制”，就能起到事半功倍的效果。这也是目前对付传染病的最佳方法。

一、传染病的三级预防原则

传染病预防也要遵循疾病的三级预防原则。

（一）一级预防

一级预防为病因预防或初级预防。在传染病没有发生和流行之前，主要是针对病因及其影响因素采取预防措施。

（二）二级预防

又称三早预防，即早发现、早诊断和早隔离治疗。也就是说，在传染病发生之后，能够及时发现，明确诊断并隔离治疗，以阻止其进一步传播蔓延。

（三）三级预防

对传染病患者进行积极治疗、预防伤残并做好康复工作。对于已转为慢性传染病的患者和病原携带者要登记、定期随访、检查和治疗，以防止其作为传染源再传播。

二、传染病的法定报告

（一）报告病种

传染病报告是传染病监测的手段之一、也是控制和消除传染病的重要措施。

（1）法定报告传染病：2004 年 8 月 28 日签订通过的中华人民共和国传染病防治法中规定法定报告传染病分为甲、乙、丙三大类共 37 种。国务院可以根据情况，增加或减少甲类传染病病种，国务院卫生行政部门可以根据情况，增加或减少乙类、丙类传染病病种，并予公布甲类传染病如鼠疫、霍乱。

乙类传染病：传染性非典型肺炎、艾滋病、病毒性肝炎、脊髓灰质炎、人感染高致病性禽流感、麻疹、流行性出血热、狂犬病、流行性乙型脑炎、登革热、炭疽、细菌性和阿米巴性痢疾、肺结核、伤寒和副伤寒、流行性脑脊髓膜炎、百日咳、白喉、新生儿破伤风、猩红热、布鲁菌病、淋病、梅毒、钩端螺旋体病、血吸虫病、疟疾。

丙类传染病：流行性感冒、流行性腺炎、风疹、急性出血性结膜炎、麻风病、流行性和地方性斑疹伤寒、黑热病、棘球蚴病（棘球蚴病）、丝虫病，除霍乱、细菌性和阿米巴性痢疾、伤寒和副伤寒以外的感染性腹泻病。

卫生部决定列入乙类、丙类传染病管理的其他传染病。

（2）其他传染病：省级人民政府决定按照乙类、丙类管理的其他地方性传染病和其他暴发、流行或原因不明的传染病。

（3）不明原因肺炎病例和不明原因死亡病例等重点监测疾病。

（二）责任报告单位及报告人

各级各类医疗机构、疾病预防控制机构以及采供血机构均为责任报告单位；其执行职务的人员和乡村医生、个体开业医生均为责任疫情报告人。

（三）报告时限

卫生部已经修订了2003年11月发布的《突发公共卫生事件与传染病疫情监测信息报告管理办法》（卫生部第37号令）。将原第十九条调整为第十八条，并修改为：责任报告单位和责任疫情报告人发现甲类传染病和乙类传染病中的肺炭疽、传染性非典型肺炎、脊髓灰质炎、人感染高致病性禽流感患者或疑似患者时，或发现其他传染病和不明原因疾病暴发时，应于2小时内将传染病报告卡通过网络报告，未实行网络直报的责任报告单位应于2小时内以最快的通讯方式（电话、传真）向当地县级疾病预防控制机构报告并于2小时内寄送出传染病报告卡。对其他乙丙类传染病患者、疑似患者和规定报告的传染病病原携带者在诊断后，实行网络直报的责任报告单位应于24小时内进行网络报告，未实行网络直报的责任报告单位应于24小时内寄送出传染病报告卡。县级疾病预防控制机构收到无网络直报条件责任报告单位报送的传染病报告卡后，应于2小时内通过网络进行直报。

三、传染病暴发、流行的紧急措施

疾病预防控制机构发现传染病疫情或接到传染病疫情报告时，应当及时采取下列措施：①对传染病疫情进行流行病学调查，根据调查情况提出划定疫点、疫区的建议，对被污染的场所进行卫生处理；对密切接触者，在指定场所进行医学观察和采取其他必要的预防措施，并向卫生行政部门提出疫情控制方案；②传染病暴发或流行时，对疫点、疫区进行卫生处理，向卫生行政部门提出疫情控制方案，并按照卫生行政部门的要求采取措施；③指导下级疾病预防控制机构实施传染病预防、控制措施，组织、指导有关单位对传染病疫情的处理。

四、传染病的预防控制策略

（一）预防为主，常备不懈

预防为主是我国的基本卫生工作方针。预防为主，就是要在疫情尚未出现之前，针对可能出现的各种病原体、传播机制和易感人群采取措施，减少传染病的发病；并在传染病发生后，能及时发现并采取各项有效措施，使传染病对人群健康和社会危害降到最低程度。总结多年经验，我国传染病预防策略可概括为：以预防为主，群策群力，因地制宜，发展三级保健网，采取综合性防治措施。具体有：①加强健康教育；②加强人群免疫；③改善居民生活和卫生条件，加强基础公共卫生设施建设；④加强传染病防治体系及人员队伍建设；⑤加强科学研究；⑥加强传染病防治法制化、规范化建设；⑦加强传染病监测。

（二）依法规范、依靠科学

各相关部门及人员在传染病各项防控措施的落实中，要按照相关法律法规和各项工作规章制度的规定，规范、有序地开展工作，以保证预防控制的效果。同时，传染病防治工作要充分尊重和依靠科学，将科研成果及时应用于实践，更好地指导开展传染病预防控制工作。

（三）统一领导，加强协作、全民参与

传染病的发生和流行关乎全社会的安全，采取的综合防控措施也往往需要全社会的参与、支持和配合。因此，在传染病预防控制工作中，要以政府为核心，统筹协调各相关部门的工作。充分发动群众，畅通政府与民众之间的沟通渠道，使群众能配合政府落实各项科学有效的防控措施。

（四）加强国际合作

传染病的全球化趋势决定了遏制传染病的蔓延需要全球各个国家及其人民的共同努力。传染病的全球化控制策略也得到了国际社会的认可。1980 年全球合作消灭天花；1988 年 WHO 启动的全球消灭脊髓灰质炎行动，2001 年 WHO 发起的全球“终止结核病”合作伙伴的一系列活动，以及 2002 年 1 月正式开始运转的全球艾滋病、结核和疾病基金等都是传染病全球化控制策略的重要体现。

五、针对传染病流行过程三个环节的预防措施

传染病预防措施是在传染病未发病或暴发、流行前经常性的预防措施，通过落实这些措施，使传染病不发生或少发生；控制措施是指传染病疫情发生后，为防止疫情

扩散，尽快平息疫情所采取的措施。传染病的预防控制措施主要是针对流行过程的三个基本环节，即传染源、传播途径和易感人群采取的以某一主导环节为主的综合性措施。

（一）针对传染源的措施

1. 加强传染病监测

传染病监测是疾病监测的一种，其监测内容包括传染病发病和死亡；病原体性别和特征；媒介昆虫和动物宿主种类和分布病原体携带状况、人群免疫水平及人口资料等。必要时还需开展流行因素和流行规律的研究，并评价防疫措施效果。加强传染病监测是发现传染源的重要手段，必须通过灵敏准确的传染病监测系统及时发现传染源和危险因素，并迅速采取各项控制措施，以防止传染病进一步传播蔓延。

2. 传染源的管理

（1）患者：应做到早发现、早诊断、早报告、早隔离、早治疗。患者一经诊断为传染病或可疑传染病，就应按传染病防治法规定进行隔离治疗，并实行分级管理。传染病疑似患者必须接受医学检查、随访和隔离措施，不得拒绝。

（2）病原携带者：对病原携带者应做好登记、管理和随访至其病原体检查 2~3 次阴性后，并限制其从事可能会传播疾病的行业。

（3）密切接触者：凡与传染源有过接触并有可能被感染者均应接受检疫。检疫期为最后接触日至该病的最长潜伏期。

（4）动物传染源：对危害大的病畜或野生动物应予捕杀、焚烧或深埋。对危害不大且有经济价值的病畜可予以隔离治疗。此外，还要做好家畜和宠物的预防接种和检疫。

（5）实验室保存的传染病菌（毒）种及含传染病病原体的样品：分子生物学、病理、病原微生物等实验室应当符合国家标准，建立严格的监督管理制度，对传染病病原体样本按照规定的措施实行严格监督管理，严防传染病病原体的实验室感染和病原微生物的扩散。

（二）针对传播途径的措施

对病原体污染的环境，必须采取有效的措施予以杀灭和去除病原体。根据传染病的不同传播途径，应采取不同的防控措施。如对肠道传染病做好床边隔离、吐泻物消毒、加强饮食卫生及个人卫生管理，做好水源及粪便管理工作；对呼吸道传染病，应加强室内空气流通并做好空气消毒工作；对虫媒传染病，应有防虫设备并采用药物杀虫、防虫和驱虫；对经接触传播的传染病，强调建立良好的个人卫生习惯和健康的行为生活方式；对医源性传播的传染病，做好医院环境、医疗器械的消毒工作和生物制品及其他药品的管理等。

1. 消毒

消毒是为了杀灭和清除存留在各种传播因素上的病原体，以控制传染病的传播。

随时消毒（concomitaut disinfection）是当传染源还存在于疫源地时所进行的消毒；终末消毒（terminal disinfection）是当传染源痊愈、死亡或离开后所做的一次性彻底消毒，从而完全清除传染源所留下的病原微生物。只有对外界抵抗力较强的致病性微生物才需要进行终末消毒，如霍乱、鼠疫、伤寒结核、炭疽、白喉等。

2. 防虫（蝇）、杀虫（蝇）

对于一些经生物媒介传播的传染病，有效的防虫（蝇）、杀虫（蝇）措施是非常必要的预防控制措施；对一些传染源众多、缺乏有效易感人群保护手段的虫媒传染病和自然疫源性传染病，往往是唯一可行和有效的措施。目前 WHO 在非洲的疟疾防治工作中，对高危人群提供经长效杀虫剂处理的蚊帐，并在室内喷洒长效残留杀虫剂，取得了明显的干预效果。

3. 改善居民生活、生产的卫生条件

改善居民生活、生产条件，完善基础公共卫生设施，能有效降低一些呼吸道传染病、肠道传染病、虫媒传染病等发生和流行的风险。管理水源、管理粪便、管理饮食和消灭苍蝇的“三管一灭”是我国多年提倡的，经实践证明是非常有效的感染性腹泻预防措施。

4. 清理环境，开展卫生运动

一些环境卫生死角常常是病原体、媒介昆虫和宿主动物生存繁殖的乐土。通过大力开展卫生运动使全社会参与到净化生活环境、消灭媒介昆虫和老鼠、改水改厕、卫生创建等工作当中，从而做到全方位阻断传染病的传播。

（三）针对易感人群的措施

人群易感性是传染病流行过程的一个基本条件，因此采取有效措施降低人群易感性也是提高传染病预防控制工作的关键。保护易感人群的主要方法包括：开展健康教育，提高其传染病自我防护的能力；进行预防接种；使用有效药物开展药物预防；重视个人防护。

六、计划免疫和扩大免疫规划

（一）计划免疫

计划免疫指根据疫情监测和人群免疫状况分析，按照国家规定的免疫程序，有计划地利用疫苗进行人群预防接种，以提高人群免疫水平，达到控制以至最终消灭相应传染病的目的。计划免疫工作并不是单纯的预防接种，它不仅要使个体获得特异性自动免疫，同时还要达到群体免疫的要求，具有较强的科学性、计划性和较高的管理要求。

（二）扩大免疫规划

1974 年，WHO 在吸收了已被消灭的天花以及麻疹、脊髓灰质炎的预防控制经验之后，首次提出了全球扩大免疫规划（Expanded Drogram on Immunization，EPI)，以预防和控制天花、白喉、百日咳、破伤风、麻疹、脊髓灰质炎、结核病等，并要求各成员国坚持该计划。我国 20 世纪 70 年代中期就成立了全国计划免疫工作咨询委员会，来推动这方面的工作，制定了《全国计划免疫工作条例》将普及儿童免疫纳入国家卫生计划，并在 1980 年正式参与 WHO 的 EPI 活动。EPI 是全球一项重要的公共卫生行动，至 1981 年 10 月，全世界已经有 197 个国家开展了这方面的工作。

七、疫苗的概念和种类

（一）疫苗的概念

凡接种于机体后产生特异的自动免疫力，可抵御感染病的发生或流行的具有抗原性的一类物质总称为疫苗。既往把以细菌制备的制剂称为“菌苗”而把病毒及立克次氏体制备的制剂称为“疫苗”；以细菌代谢产物一毒素制备的制剂称为“类毒素”。随着现代科学技术的发展，有效抗原的纯化和提取，基因重组抗原甚至日后可能发展的人工合成抗原等难以按抗原类别命名。按国际惯用名称，凡自动免疫制剂统称为“疫苗”。防病优于治病，随着社会进步，医学生物技术的发展，使用疫苗已成为当今控制传染病的首选策略。在人类的历史上，第一例疫苗接种是在 18 世纪，自此疫苗接种已经走过了近 300 年的风雨历程，它帮助人类消灭了天花，又正在逐步驱除脊髓灰质炎，使无数的儿童远离了死亡和残疾的厄运。

（二）疫苗分类

1. 按照付费情况分类

第一类疫苗，是指政府免费向公民提供，公民应当依照政府的规定接种的疫苗，包括国家免疫规划确定的疫苗，省、自治区、直辖市人民政府在执行国家免疫规划时增加的疫苗，以及县级以上人民政府或者其卫生主管部门组织的应急接种或者群体性预防接种所使用的疫苗。一类疫苗是由国家支付疫苗费用，全部儿童都要接种，所以又被称作“计划免疫类疫苗”。目前的一类疫苗，覆盖7种疾病，即所谓“五苗七病”：卡介苗、脊髓灰质炎疫苗、麻疹疫苗、百白破疫苗、乙肝疫苗。0~7岁的儿童均可在出生地免费办理预防接种证，按免疫程序接种。流动人口的孩子经过注册后就能免费接种。

第二类疫苗，是指由公民自费并且自愿接种的其他疫苗，又称“计划免疫疫苗”，包括风疹、麻腮风三联、水痘、肺炎球菌、流感、甲肝疫苗等，约有30~40种。这种疫苗没有强制要求全部儿童接种。

2. 按科学技术及其发展分类

根据现代科学技术发展趋势，现今广为应用及日后可能发展的疫苗被分为八大类，分别是减毒活疫苗、灭活疫苗、多糖疫苗、组分疫苗（亚单位疫苗）、基因工程疫苗、合成肽疫苗、独特型抗体疫苗和基因疫苗。

（陈建水　沙艳荣　王艳　刘月芹　黄海萍）

第八章　慢性非传染性疾病的预防与控制

第一节　我国慢性病的流行状况

2005年中国因慢性病导致的总死亡人数为942.7万，其中心血管疾病为747.1万人，占总死亡的79%，其中心血管疾病占33%，恶性肿瘤占20%，慢性呼吸性疾病占其他慢性病占8%，感染性疾病17%，糖尿病占1%、围产期疾病与孕产妇疾病、营养缺乏性疾病导致的死亡占10%，伤害为11%。

卫生部统计信息中心发布的2003年第三次全国卫生部统计信息国家卫生服务调查结果显示，在所调查的95个县市193 689人口中，慢性变患病率为151.1‰，（城市239.6‰、农村120.5‰），城市较高的慢性病依次是高血压、糖尿病、脑血管病、缺血性心脏病、慢性胃肠炎；农村依次是高血压、慢性胃肠炎、类风湿性关节炎、慢性阻塞性肺病。城市2周患病率排前五位的依次是循环系统疾病，呼吸系统疾病、肌肉骨骼等疾病、内分泌、营养、代谢等疾病；农村依次是呼吸系统疾病、消化系统疾病、循环系统疾病、肌肉骨骼等疾病、损伤中毒。调查内容主要涉及人群的人口学特征、健康状况和医疗服务，吸烟、饮酒、膳食、体育活动、高血压、高血脂、高血糖、肥胖和健康意识等。在影响慢性病的因素中，行为危险因素是干预后改变最早，也较容易发生改变的指标，但是这种改变往往容易反复，所以行为危险因素监测一般间隔2~3年做一次现况调查。一般采用多阶段随机抽样、入户询问的方式，也可根据本地的资源和社会经济状况采用电话调查等方式。国家级行为危险因素监测每两年一次，通常使用国家疾病预防控制中心制定的核心问卷，各监测地区可以根据本地区慢性病患病情况和行为危险因素流行情况增加一些相关题目。

1996年我国的北京、上海等7个城市建立了针对慢性病的“行为危险因素监测系统”，动态地、连续地观察社区人群中有关慢性病的知识、态度和行为危险因素的流行情况；涉及的主要慢性病有：高血压、心脑血管疾病、高脂血症、肿瘤等。主要的行为危险因素为：吸烟、饮酒、不合理饮食、肥胖、高脂血症、高血压、冠心病等的知识、态度和行为危险因素。

但我国测定行为危险因素的指标尚不统一，问卷中又多是主观指标，调查和被调查人员易受主观因素的影响，存在信度和效度较差的问题。

除了上述的慢性病监测系统以外，我国周期性地开展了大规模的专项流行病学调查，如在 1958 年、1979 年和 1991 年我国进行了三次全国高血压现患率的抽样调查，1979—1980 年开展了全国糖尿病的大调查，1994 年中日友好医院对全国 19 省市 25 岁以上的 224251 人群进行了糖尿病的调查。

随着我国慢性病防治工作的深入发展，慢性病监测工作将越来越显得重要。以发展城市社区卫生服务为基础，建立健全社区慢性病监测和综合防治信息系统，实行电脑化、网络化管理，将社区卫生服务站、医疗机构、疾病预防控制中心的慢性病发病、死亡等数据联网，实现数据共享，将是慢性病监测的最终方向和目标。同时，还应制定相应的法律法规，保障足够的经费和人员投入，使我国慢性病监测能够有条不紊地进行，为慢性病综合防治提供保障。城市发病率较高的慢性疾病依次是高血压、糖尿病、脑血管病、缺血性心脏病、慢性胃肠炎；农村依次是高血压、慢性胃肠炎、类风湿关节炎、慢性阻塞性肺病。城市两周患病率排前 5 位依次是循环系统疾病、呼吸系统疾病、消化系统疾病、肌肉骨骼等疾病、内分泌、营养、代谢等疾病；农村依次是呼吸系统疾病、消化系统疾病、循环系统疾病、肌肉骨骼等疾病、损伤中毒。

由此可见，慢性病现已成为我国最重要的卫生问题，其造成的经济负担尤其显著。2003 年慢性非传染性疾病总经济负担合计为 8580.54 亿元，占全部疾病总经济负担的 71.45%。其中，恶性肿瘤的总经济负担最多，为 868.49 亿元，占全部疾病总经济负担的 7.23%；其次分别为脑血管疾病（723.14 亿元）、高血压（622.51 亿元）、其他类型心脏病（602.50 亿元）、冠心病（576.89 亿元）。前 5 种疾病总经济负担合计为 3393.53 亿元，占慢性非传染性疾病总经济负担的 39.55%，占全部疾病总经济负担的 28.25%。

目前高血压、糖尿病已成为中国城市居民的常见病和多发病，并且上升趋势明显。据 2002 年中国居民营养与健康现状调查结果显示，我国 18 岁及以上居民高血压患病率为 18.8%，估计全国患患者数超过 1.6 亿；与 1991 年相比，患病率上升 31%，患患者数增加 7000 多万人；农村患病率上升迅速，城乡差距已不明显。我国 18 岁及以上居民糖尿病患病率为 2.6%，空腹血糖受损率为 1.9%，估计全国糖尿病现患患者数 2000 多万，城市患病率明显高于农村；与 1996 年糖尿病抽样调查资料相比，大城市 20 岁以上糖尿病患病率由 4.6%上升到 6.4%，中小城市由 3.4%上升到 3.9%。我国成人超重率为 22.8%，肥胖率为 7.1%，估计人数分别为 2 亿和 6000 多万；大城市成人超重率与肥胖现患率分别高达 30.0%和 12.3%，儿童肥胖率已达 8.1%；与 1992 年全国营养调查资料相比，成人超重率上升 39%，肥胖率上升 97%。我国成人血脂异常患病率为 18.6%，估计全国血脂异常现患人数 1.6 亿；不同类型的血脂异常现患率分别为：高胆固醇血症 2.9%，高三酰甘油血症 11.9%，低高密度脂蛋白固醇血症 7.4%，另有 3.9%的人血胆固醇边缘升高。

第二节　慢性病主要危险因素

慢性病是一种长潜伏期的疾病，要想远离它，必须对其产生的原因有一个清楚的了解，慢性病主要是由社会因素、不健康的生活方式与不良行为习惯引起的。2006 年卫生部公布的中国慢性病情况表明，膳食不合理、身体活动不足及吸烟是造成多种慢性病的三大行为危险因素。除此之外，遗传因素、社会心理因素、环境因素均参与了慢性病的发生。

（一）不合理饮食习惯

高脂饮食与众多的心血管疾病和癌症关系密切。由高脂肪、高胆固醇饮食引起的血清总胆固醇和低密度脂蛋白胆固醇升高是动脉粥样硬化、冠心病和缺血性脑卒中的危险因素。大量流行病学调查结果显示，饱和脂肪酸和胆固醇的摄入量与动脉粥样硬化的发病呈正相关；饱和脂肪酸、血总胆固醇、低密度脂蛋白和三酰甘油摄入水平均与冠心病发生呈正相关。所以减少总的脂肪量和饱和脂肪酸的摄入量，常是防止冠心病发生危险性的一项重要措施。研究发现大肠癌高发区的人，每人每天摄入脂肪平均在 120 g 以上，而每人每天摄入脂肪 50 g 左右即能满足生理需要。高脂饮食可以使肠中厌氧菌增多，它可以使胆汁中类固醇形成雌激素，增加患乳腺癌的危险性：脂肪还可使肾上腺皮质激素中的雄烯二酮转化为雌酮，促使绝经后乳腺癌的发生。高盐饮食被证实与高血压密切相关。膳食钠的摄入量与血压水平有显著相关性，研究显示每日膳食钠摄入量每增加 1 g，收缩压平均增加约 0.26 kPa，舒张压约增加 0.22 kPa；在控制了总热量之后，膳食钠与收缩压和舒张压的相关系数分别达到 0.63 及 0.58。我国北方居民食盐摄入量高于南方，东北地区平均每人每天盐的摄入量达到 12~18 g，而南方的广西、福建等地，食盐的摄入量每人每天低于 10 g，这也与我国高血压患病率北高南低的分布基本一致。由于高血压是心血管系统疾病的独立危险因素，因此高盐饮食也是心血管系统疾病的间接危险因素。除了与高血压有关之外，食盐也与癌症有密切的关系，如胃癌等。

维生素缺乏可以引起很多慢性病，它可在慢性病的发病中起到直接或间接的作用。但维生素缺乏与癌症和心血管疾病是否有关一直存在争论。

有些研究者发现维生素摄入不足与某些癌症的发病有关，如乳腺癌、肺癌、胃癌、皮肤癌以及膀胱癌与摄入的食物中维生素 A 含量低有关；但美国预防服务特别工作组采用循证的方法，综合评价了近 10 年完成的有关随机对照试验等文献或证据，结果认为搜集到的证据不足以确定长期补充维生素能否降低癌症或心血管疾病的风险，也没有足够的证据推荐或反对应用维生素 A、C、E 等多种维生素加叶酸或抗氧化维生素合用预防癌症或心血管疾病。有研究认为摄入含 β 胡萝卜素的食品能降低肺癌的发生危险，但该工作组从目前搜集到的证据提示补充 β 胡萝卜素没有预防癌症或心血管疾病的作用，而且两项试验性研究显示重度吸烟者补充 β 胡萝卜素可出现肺癌发生率和死亡率的增加，所以补充 β 胡萝卜素很有可能没有好处，反而对某些人群有害。因此该工作组反对应用 β 胡萝卜素（单用或与其他药物合用）预防癌症或心血管疾病。虽然补充维生素的医学作用仍不确定，但除了极少数情况下长期补充维生素具有有害作用外，几乎没有理由反对补充维生素，大量的证据一致显示水果蔬菜和豆类食物对于健康具有重要的作用。另外，通过饮食补充叶酸、维生素 B_6 和维生素 B_{12} 可以降低血浆同型半胱氨酸（高半胱氨酸）浓度，而高胱氨酸可能是心血管疾病的独立的风险因素。吸烟者长期补充 β 胡萝卜素的有害作用出现于大剂量用药时，没有证据提示通过日常饮食摄入一般量的 β 胡萝卜素对吸烟者具有害处。

除了上述的因素外，在饮食因素中与慢性病发生有关的还有微量元素（如硒、锌等）、食物的加工与烹调（熏制食物）以及不规律的饮食习惯等。

（二）缺乏体力活动

流行病学研究表明，缺乏体力活动是慢性病重要的危险因素，其与冠心病、高血压、糖尿病、癌症、骨质疏松等发生均有关。如一项研究显示缺乏体力活动的人群高血压、冠心病、脑卒中、糖尿病发病率明显高于经常体育锻炼的人群；另据报道在35~63岁的男性人群，业余时间总体力活动量与冠心病危险呈负相关，经年龄及吸烟情况调整后，活动量最少者患冠心病的危险是活动量最多者的2倍。业余时间体力活动最少者发生高血压的危险是体力活动最多者的近2倍。体力活动量与发生高血压的危险呈负相关关系，缺少体力活动可增加高血压患者发生心血管病的危险。体力活动可减少2型糖尿病的发生，一项对40~65岁妇女的前瞻性研究发现体力活动减少了发生2型糖尿病的危险，糖尿病发生危险与运动量存在剂量反应关系。

流行病学研究显示，乳腺癌的发生与体力活动缺乏存在密切的关系，但不同年龄的体力活动情况与乳腺癌的关系有所区别。对50~64岁妇女人群进行了基础的病例对照研究，发现12~21岁期间任何强度的体力活动与中年妇女的乳腺癌均不存在联系。而另一项研究显示，12岁时的一些特殊的体力活动，如步行上学、骑车上学、竞技性体育锻炼、从事较重的家务等，均可使乳腺癌危险性有所下降。

随着社会经济的飞速发展，人们的工作与生活条件逐渐改善，加上现代交通工具的不断更新，人们体力活动的时间逐渐减少，强度日益减弱。如现在从事脑力劳动的人群慢性病患病显著高于其他职业，其原因一方面与体力活动较少有关。有规律的体育锻炼对于健康有许多益处，WHO报道，如每天坚持至少30分钟的适度体育锻炼可以减少心脏病、直肠癌、2型糖尿病、妇女骨质疏松症发病危险的50%，同时还可以降低其他心脑血管疾病、恶性肿瘤等的死亡危险。

（三）超重、肥胖

超重与肥胖常用体重指数（BMI）来表示，即体重与身高的平方之比（kg/m^2）。其程度按BMI值的高低来分组，WHO标准适用于欧美国家的成人为BMI ≥ 25.00为超重，25.00~29.99为肥胖前期，30.00~34.99为Ⅰ度肥胖，35.00~39.99为Ⅱ度肥胖，≥ 40.00为Ⅲ度肥胖。大量前瞻性研究表明BMI增加是冠心病、脑卒中，特别是缺血性脑卒中发生的重要危险因素。弗莱明翰心脏研究的6年随访资料表明：相对体重 =（实测体重 ÷ 标准体重 –1）× 100%是冠心病发病、死亡及充血性心力衰竭的危险因素，且独立于年龄等其他因素。据英国皇家医师协会报告，35~44岁男性，相对体重增加10%，冠心病危险增加38%；相对体重增加20%，冠心病的危险性增加86%。研究显示在超重者中，高血压的患病率是正常体重者4倍。

除了一些心血管疾病外，肥胖与超重、糖尿病、部分癌症、痛风及骨质疏松等的发生有关。研究发现超重和肥胖与癌症发病率呈正相关关系，特别表现在乳腺癌、卵巢癌和消化道癌症方面、一项对75万人进行的12年前瞻性研究发现，对任何一种癌症而言，65岁以下肥胖的男性和女性与同年龄组中BMI < 25人群相比，死亡相对危险度分别为1.33和1.55。据估计，在欧盟国家的人群中，如果BMI控制在25以下，则可以预防5%的癌症；若除掉与吸烟相关的癌症，这个比例能达7%。肥胖症与糖尿病的正相关已多次在横断面和回顾性调查中得到了证实，资料显示，如果BMI控制在25以下，64%的男性与74%的女性糖尿病患者是可以预防的。

肥胖在世界各地都存在，全球10亿多成年人中至少有3亿为肥胖。2004年的数据显示，美国男性超重在男性人群中的比例为70.80%，女性为61.80%；其中男性肥胖占所有男性的31.10%，女性占33.20%。2002年我国的资料显示，男性超重的占所有男性的比例为19.10%，女性超重的比例为18.80%；处在肥胖前期的男性占所有男性的比例16.70%，女性为15.40%；肥胖的男性占2.40%肥胖的女性占3.40%。目前在中国内地有2.6亿人超重和肥胖。

中国人与其他国家人群相比，目前是一个偏瘦的人群，BMI > 25的人只占15.2%，美国人BMI > 25的人占65.0%。但是采用亚洲人的标准（BMI > 24作为超重的标准），中国人中超重和肥胖者也占总人群的23.7%，特别是在北方地区，超重和肥胖人群的比例已经很高，有的地区已经达到40%以上。且由于人口基数大，虽然超重（BMI：25~26.9）只占总人群的15.3%，和许多国家相比偏低，但是根据该比例估计，超重人群达到2亿以上，其中肥胖者（BMI > 27）也有8000万人，这已不是一个小数。随着高脂食品的摄入增加，体力活动强度降低，而大多数人还受到不良观念的影响，中国人超重和肥胖的比例在未来的20~30年必然会迅速增加，由此引发的一系列的问题需要高度的重视。

（四）吸烟

许多研究证实，吸烟是恶性肿瘤、高血压、冠心病、脑卒中和慢性阻塞性肺疾病等发病的重要危险因素。根据回顾性分析研究发现，2000年共有484万人由于吸烟而早死，发展中国家241万人，发达国家243万人；其中384万人为男性，100万人为女性。由吸烟引起的主要死因为心血管疾病（169万）、慢性阻塞性肺疾病（97万）和肺癌（85万）。吸烟对肺癌、慢性阻塞性肺疾病等呼吸系统疾病的影响远远高于其他因素，吸烟者肺癌的死亡率较不吸烟者高7~14倍，并且开始吸烟的年龄越早，吸烟时间越长，每天的吸烟量越大，吸入的部位越深，肺癌发生的危险也越大，呈现明显的剂量反应关系；吸烟者较不吸烟者患慢性阻塞性肺疾病高2~8倍，严重吸烟者的危险性甚至达30倍以上，且吸烟时间越久、日吸烟量越大，慢性阻塞性肺疾病患病率与死亡率危险性越高。美国每年由吸烟发生肺癌致死的大约有11.2万多人，现已发现每支烟中含20~40 ng苯并芘，这是一种极强的致癌原和致突变原，沈阳市每年因吸烟引起的阻塞性肺疾患患者达10万人。国外报道，吸烟者死于慢性支气管炎等肺疾患的死亡率为不吸烟者的5~10倍，是缩短寿命，造成早逝的重要原因，美国约有900万人遭受烟草引发的慢性肺炎和肺水肿，每年死于肺水肿的5.7万人中有70%与烟草有关。

现已经证明，烟草对机体的损害主要是烟草中的尼古丁和烟草燃烧产生的一氧化碳，烟雾中含有的一氧化碳使进入心肌的氧含量减少，而吸入的尼古丁又增加心脏做功，使心脏耗氧量增大，最终导致心肌缺氧，增加心肌梗死的发病率；吸烟还可增加血小板黏滞性，损伤动脉内皮，抑制高密度脂蛋白胆固醇，这些都是动脉粥样硬化的危险因素，有长期致动脉粥样硬化的作用。对猝死年轻人动脉的大量研究发现，吸烟使冠状动脉和腹部大动脉的粥样硬化增加3~4倍，吸烟者由于冠心病等致死的危险性比非吸烟者高5~9倍。很多研究报告戒烟可以使与吸烟有关的疾病在人群中的发病率、死亡率下降，如美国60年代开展的戒烟行动，使冠心病的死亡率由1965年的235‰降至到1985年的131‰。

美国每年由于吸烟死亡43.5万多人中11万多人是肺癌引起的，3万多人是其他器官癌症引起的，还有20万是由心血管病引起的。我国每年死于吸烟的人数为75万人，预计至2025年后将增至300万。2002年我国调查结果显示，人群的现在吸烟率为31.4%，男性和女性现在吸烟率分别为57.4%和2.6%，比1996年下降了5.2%，男性和女性吸烟率分别下降了6.76%和1.06%。估计目前15~69岁人群中现在吸烟者为3.0亿人。关于吸烟是帕金森病保护性因素的问题，虽然已进行了四十多年的研究，但目前仍有争论。大多数结果支持吸烟是帕金森病保护性因素这一论点，一项Meta分析对1966年至2002年间相关的研究进行了总结，结果显示，吸烟可以降低帕金森病危险性的60%。在各种不同类型及不同设计的研究中，吸烟与帕金森病的负相关关系均得到了证实然而，有学者认为得出“吸烟是保护性因素”的研究结论是由于偏倚所致。

（五）酗酒

长期过量饮酒是脂肪肝、肝硬化、肝癌的危险因素。在过量饮酒所引起的各种疾病中，酒精性肝病最普遍。饮酒后吸收的乙醇约90%～98%都在肝脏由乙醇脱氢酶和过氧化氢酶氧化成乙醛，乙醇和乙醛都具有直接损害细胞的毒性作用，能使细胞发生变性坏死，同时代谢过程中会产生氧自由基损害肝细胞，从而造成肝损伤。研究者发现在酒精摄入过程中，血浆和组织中的β－内啡肽逐渐升高。β－内啡肽通过降低血浆和组织中的超氧化物歧化酶，从而使自由基清除减少，加重了酒精及乙醛产生的脂质过氧化损伤，最终导致血浆和组织中脂质过氧化反应终产物丙二醛的增加，促进了脂肪肝的形成脂肪肝进一步可发展为肝纤维化，肝纤维化具有可逆性，随着损伤因素的消除（如戒酒），肝组织结构可完全恢复正常。而当肝纤维化进展为肝硬化时一般认为不具有可逆性。有些肝硬化可进一步发展为肝癌。目前的观点认为，每天饮酒量男性超过40 g、女性超过20 g，持续5～10年可引起酒精性肝病。长期饮酒是上消化道即口腔、咽、喉、食管肿瘤较强的危险因素，也是导致肝癌的病因之一，酒精还会增加结肠直肠癌和乳腺癌的危险。

乙醇的代谢产物乙醛进入血循环后可促进儿茶酚胺释放增加，使血压升高、心肌肥厚和心律失常，所以长期饮酒容易引起高血压，而高血压、长期嗜酒均可损害心肌，导致心肌疾病，临床表现为心力衰竭和心律失常。由于心律失常容易形成栓子脱落后随血液循环到达脑部，导致脑栓塞的发生。研究者通过对一系列缺血性脑卒中患者的观察发现，其中55%的患者是由于心源性栓塞所致。

一般情况下，小剂量乙醇多表现为兴奋状态随着血中乙醇浓度的升高，乙醇可作用于小脑而引起共济失调，导致酒精中毒性周围神经病，是神经系统受累的最初表现；作用于脑网状结构，引起昏睡和昏迷，导致酒精中毒性精神障碍和脑损伤。极高浓度乙醇可抑制延脑中枢，引起呼吸、循环衰竭。乙醇代谢产物乙醛具有直接毒性，抑制线粒体内氧化磷酸化、ATP生成减少，直接影响了器官的功能活动，尤其对脑、心耗能较多的组织易受其损害。

过量饮酒会导致股骨头缺血性坏死，这是多种因素综合作用而成的。过量饮酒可导致脂质代谢紊乱，高脂血症和脂肪肝，股骨头骨髓内脂肪细胞增殖肥大，骨细胞脂肪变性，骨质疏松等。这些因素可导致股骨头内小血管数量减少或阻塞，从而引起股骨头内微循环障碍而导致股骨头缺血坏死。乙醇在胰腺炎发病因素中具有重要作用，尤其与慢性胰腺炎关系密切。另外发现长期饮酒也易诱发前列腺炎和性功能障碍。

第三节 慢性病的监测系统

众所周知，各个国家对传染病非常重视，有比较健全的监测系统，那么目前有没有针对慢性病的监测系统呢？答案当然是肯定的，目前慢性病已经极大地影响到人类的健康，针对该类疾病的一系列措施早已进行，包括监测系统。疾病监测是指长期地、连续、系统地收集、核对、分析疾病动态分布和影响因素的资料，并将信息及时上报和反馈，以便采取相应的干预措施并评价其效果。目前，WHO已把监测活动列为预防和控制慢性病全球策略的一部分，考虑到发展中国家尤其是卫生资源缺乏、慢性病预防控制刚刚启动，2001年WHO推出了一套统一、标准化的监测方法即世界卫生组织阶梯式监测法（WHO STEPS），以保证不同时点和不同地区监测数据的可比性。

慢性病预防和控制的目标主要是降低人群慢性病的发病率和死亡率，考虑到慢性病的发生和发展是一个长期的过程，影响因素很多，因此监测的过程主要围绕慢性病的患病情况、死亡情况、危险因素和环境影响因素等展开。

（一）患病监测

慢性病的监测不同于传染病，传染病的报告是国家法律规定的，任何一个医务工作者发现这些病例后，都有责任和义务向相关部门报告，但慢性病没有法律的强制规定，缺少这样的优势，加上慢性病的诊断比较复杂，因此在诊断技术落后的地区能否开展慢性病的监测都是需要考虑的问题。但有条件的地区可以结合实际开展一些慢性病的监测。

在综合考虑了某种疾病在该地是否有较高的发病或患病率，是否为当地的主要死亡原因，对经济和社会发展是否具有较大的破坏性，其医疗和护理费用是否已成为社会负担等这些情况后，我们首先确定该病是否作为监测的病种；在确定监测的病种后，进一步确定该病监测的主要内容，一般应包括人口学资料和疾病相关资料，人口学资料应包括姓名、性别、出生日期、职业、民族、教育程度、家庭地址以及通信方法等。疾病相关资料包括发病或患病的名称、疾病类型、首诊日期和诊断依据等。目前我国慢性病监测尚无统一的模式。但从获得的经验来看，根据地理位置、地方经济水平以及慢性病医疗诊断水平，选择有代表性的地区作为监测点，开展相应的慢性病监测是一种花费少、效益高的方式。具体实施是国家疾病预防控制中心根据实际需要，通过全国抽样建立监测点的方式，收集慢性病的信息。抽到的省市由省级疾病预防控制中心根据自身实际情况，决定本地监测规模和信息收集的方式。有条件建立日常信息监测网络的省可以以县为单位抽取几个或全部县作为监测点，通过医疗单位为基本信息收集单位，以各级疾病预防控制中心为主干的慢性非传染性疾病监测网络。县级区域地区可收集医院病案资源和门诊资料，按规定时间定期由医院收集后提供给疾病控制中心；另外还可在社区卫生服务站设立监测点根据相应的制度，向疾病控制中心上报监测数据。当然，由于该模式最大的缺陷是缺少法律保障，医疗单位的临床医生可以上报病例，也可以不报；因此，要使整个监测系统的有效地运行，还需要卫生行政部门出台相关的法律法规，并且在具体的实施过程中，做好医疗单位和疾病预防控制中心的协调工作。目前我国慢性病的患病监测主要有肿瘤监测、心脑血管病监测、呼吸系统疾病监测、消化道疾病监测、糖尿病监测等。

（二）死因监测

死因监测是居民医学死亡原因监测统计，指连续地收集人群死亡率和死亡原因，并对其变化规律进行分析统计的过程。死因监测能较好地反映居民死亡率和死亡原因，反映居民健康状况和社会卫生水平。

死因监测依据卫生部规定的“死亡医学证明书”作为登记和统计凭证，其内容包括死者的年龄、性别、职业、死亡地点、死亡原因（包括直接原因、中介原因和根本原因）、诊断级别、诊断医院等 17 项指标。各级医疗机构负责医院死亡个案“死亡医学证明书”的填写和上报工作，居民在家中死亡的由所在地村医上报到乡镇医疗机构，由乡镇医疗机构负责“死亡医学证明书”的填写和上报。负责死因监测的地区医疗机构每月应将规范填写的“死亡医学证明书”上报至当地疾病预防控制机构。当地疾病控制中心对定期上报的死因监测资料进行审核汇总和录入，并上报至上一级疾病预防控制机构。

由于死因监测工作涉及部门多、工作量较大所以存在一些问题：①死因监测报告涉及公安部门、医院和疾病预防控制中心等部门，部门之间的协调问题可能会影响死亡资料收集的准确性；②医疗机构缺乏有效的监督管理制度，医生填写死亡医学证明书部分不规范；③居民在家中死亡的由于缺乏有效诊断依据，死亡医学证明书的准确性受到影响，同时漏报现象比较严重。④新生儿死亡漏报比例较高，尤其在经济落后和观念封建地区。

（三）行为危险因素监测

行为危险因素监测是慢性病监测的一部分，通过了解人群中不健康生活方式与危险行为的流行水平，掌握变化趋势，为筛查高危人群及制定干预策略和措施、评价干预效果提供依据。WHO 于 2001 年推出了慢性病危险因素监测框架，针对危险因素的监测，WHO 根据 4 条原则，即：①对慢性病的发病和死亡影响最大；②通过有效的一级预防可以改变；③具备有效的测量方法；④测量满足适当的伦理学标准，其选择了 8 个主要的危险因素开展监测，即吸烟、饮酒、营养、体育锻炼、肥胖、升高的血压、血糖和血脂；同时建议监测的周期要从 5 年左右一次缩短到每 1~2 年一次。

监测的对象包括健康人群和患患者群；监测内容主要涉及调查人群的人口学特征、健康状况和医疗服务，吸烟、饮酒、膳食、体育活动、高血压、高血脂、高血糖、肥胖和健康意识等。在影响慢性病的因素中，行为危险因素是干预后改变最早，也较容易发生改变的指标，但是这种改变往往容易反复所以行为危险因素监测一般间隔 2~3 年做一次现况调查。一般采用多阶段随机抽样、入户询问的方式，也可根据本地的资源和社会经济状况采用电话调查等方式。国家级行为危险因素监测每 2 年一次，通常使用国家疾病预防控制中心制订的核心问卷，各监测地区可以根据本地区慢性病患病情况和行为危险因素流行情况增加一些相关题目。

1996 年我国的北京、上海等 7 个城市建立了针对慢性病的“行为危险因素监测系统”，动态地、连续地观察社区人群中有关慢性病的知识、态度和行为危险因素的流行情况；涉及的主要慢性病有：高血压、心脑血管疾病、高脂血症、肿瘤等。主要的行为危险因素为：吸烟、饮酒、不合理饮食、肥胖、高脂血症、高血压、冠心病等的知识、态度和行为危险因素。

但我国测定行为危险因素的指标尚不统一，问卷中又多是主观指标，调查和被调查人员易受主观因素的影响，存在信度和效度较差的问题。

除了上述的慢性病监测系统以外，我国周期性地开展了大规模的专项流行病学调查，如在 1958 年、1979 年和 1991 年我国进行了三次全国高血压现患率的抽样调查，1979—1980 年开展了全国糖尿病的大调查，1994 年中日友好医院对全国 19 省市 25 岁以上的人群进行了糖尿病的调查。

随着我国慢性病防治工作的深入发展，慢性病监测工作将越来越显得重要。以发展城市社区卫生服务为基础，建立健全社区慢性病监测和综合防治信息系统，实行微机化、网络化管理，将社区卫生服务站、医疗机构、疾病预防控制中心的慢性病发病、死亡等数据连成一体，实现数据共享，将是慢性病监测的最终方向和目标。同时，还应制订相应的法律法规，保障足够的经费和人员投入，使我国慢性病监测能够有条不紊地进行，为慢性病综合防治工作打下了坚实的基础。

第四节　心脑血管疾病

心脑血管疾病是心血管疾病和脑血管疾病的统称，泛指由于高脂血症、血液黏稠、动脉粥样硬化、高血压等所导致的心脏、大脑及全身组织发生缺血性或出血性疾病的通称。心血管疾病以冠心病为主，冠心病又称冠状动脉硬化性心脏病，是由于供应心肌血液的冠状动脉发生粥样硬化，使动脉血管变窄，心肌供血不足造成的；脑血管病则是指脑血管破裂出血或血栓形成，引起的以脑部出血性或缺血性损伤症状为主要临床表现的一组疾病，俗称为脑卒中，是目前造成人类死亡和残疾的主要疾病。

心脑血管疾病是一种致残率非常高的疾病，给患者家庭造成很大的经济负担和心理压力。

一、心脑血管疾病的危险因素

自 1961 年弗莱明翰心脏研究随访 6 年的报告中首次提出“危险因素”这个词以来，欧洲、美国和亚洲又进行了多项前瞻性队列研究，一致证明了冠心病的三大危险因素：高血压、高血清总胆固醇（或低密度脂蛋白胆固醇）及吸烟与冠心病的发病有因果关系。2002 年的《世界卫生报告》指出，全球每年因心血管病死亡约 1700 万人，而在心血管病死因中有 3/4 以上可归因于吸烟、高血压和高胆固醇。

（一）高血压

高血压不仅是冠心病及出血性脑卒中的重要危险因素，也是缺血性脑卒中的重要危险因素。1996 年 3 月完成的一项东亚地区脑卒中及冠心病合作研究汇总了 114 061 人的资料，结果表明，非出血性脑卒中和出血性脑卒中一样与舒张压呈对数线性关系。我国 10 组人群前瞻性研究也表明舒张压每相差 5 mmHg，脑梗死发病的相对危险相差 44%（37% ~52%）。单纯收缩期高血压及门诊偶测血压值对心血管病发病也很重要。弗莱明翰心脏研究随访 6 年的资料，证实门诊偶测血压值对动脉粥样硬化性心血管病（包括冠心病、脑卒中、周围动脉病及心力衰竭）有很高的预测价值，从而引起临床上对不稳定的血压升高的重视。同样也是心血管病流行病学前瞻性研究证明了单纯性收缩期高血压是心血管病的有效预报因子，从而改变了临床上只重视舒张压的现象。

在老年人及女性中，血压升高对心血管病发病的危险并不低于成年男性。以前我国划分高血压与正常血压的界限值还是随年龄而增高，国外也有类似的划分，当时的根据是血压随年龄而升高，因此认为对中年人来说“较高”的血压在老年人可视为“正常”。正是通过流行病学研究，一方面发现世界各地均有些钠摄入量很低的人群（例如中国西南的深山彝族，巴西小岛上的印第安人等），他们的血压并不随年龄面升高，因此说明血压随年龄增长面升高并非正常的生理现象；另一方面在老年人中的前瞻性研究又证实同样的血压升高幅度对老年人发生心血管病的危害比中年人还要大。也是通过流行病学研究表明，相同血压水平发生心血管事件的危险比值在男女网性中是相同的，从而改变了认为高血压对老年人和女性的危险比中年男性为低的观点。

（二）血脂水平异常

血清总胆固醇作为冠心病的危险因素在西方人群中已经做过大量的流行病学研究，但在血清总胆固醇水平较低的东方人群中是否也具有同样作用则报告较少，尤其因为在这些人群中冠心病发病率较低，要积累足够的病例来前瞻性地证明这一问题绝非易事，另外较轻的血清总胆固醇水平升高对脑卒中发病的作用仍存在争议，有的研究报告认为过低的血清胆固醇（≤ 160 mg/dL）会增加脑出血的危险。近年来我国和日本的研究对解决这些问题提供了一些证据。1991 年陈镇明等以上海一组前瞻性研究资料证明在以“西方标准”看来是“低”胆固醇的人群中（均值 4.12 mmol/L），血清总胆固醇水平与冠心病死亡呈显著正关联，但对总的脑卒中死亡无显著影响。东亚地区脑卒中与冠心病合作研究综合分析结果表明：在中国和日本血清总胆固醇较低的人群中，血清总胆固醇每相 0.6 mmoV/L（23 mg/dL），冠心病发病危险相差 34%，脑卒中发病危险相差 6%。血清总胆固醇对冠心病发病的作用强度并不低于在西方人群，而且在血清总胆固醇水平较低的人群内（均值 4.15 mmol/L），其对冠心病发病仍呈剂量反应（对数线性）关系。

血清总胆固醇水平与脑卒中的关系尚未有定论，这是由于脑卒中实际包括了出血性和缺血性两种病理基础不同的脑血管疾病。20 世纪 80 年代后期有几项研究表明血清总胆固醇过低（< 4.1 mmol/L）会使出血性脑卒中危险增加，而过高又会使缺血性脑卒中（以动脉粥样硬化为基础病变）发病危险增加，故而血清总胆固醇水平与脑卒中发病呈 U 型关系。我国 10 组人群平均随访 9 年的前瞻性研究结果也证明了这一

U 型关系，但由于现在流行学研究中对脑卒中的诊断分类尚有相当大的比例（一半以上）仅靠临床症状，故对血清总胆固醇与出血性脑卒中是否呈负关联尚不能定论。根据前瞻性研究结果目前较一致地认为血清总胆固醇＞ 5.2 mmol/L（200 mg/dL）即为临界增高。

（三）吸烟

近年的流行病学研究表明吸烟不仅是动脉粥样硬化性心血管病的独立的危险因素，而且与其他危险因素有相加协同的作用。例如吸烟可使血清高密度脂蛋白胆固醇（HDL–C）下降，纤维蛋白原增高，使血小板聚集，降低血液携氧能力，使儿茶酚胺释放，增强心肌应激性，从而使合并其他危险因素者易于猝死，也增加发生心绞痛的危险。年龄愈小，相对危险愈高，吸烟还增加周围血管病和脑卒中的发病危险，妇女吸烟而又口服避孕药者，发生血栓栓塞性脑卒中的危险显著增加。我国 10 组人群前瞻性研究表明在控制了血压、体重指数、血清胆固醇等因素后吸烟者发生缺血性脑卒中的危险为不吸烟者的 2 倍，发生冠心病事件的危险是不吸烟者的 3 倍，但对出血性脑卒中无显著影响。

流行病学研究的另一个重要贡献是证明停止吸烟可使冠心病或周围血管病的发病危险降低一半。停止吸烟后血中纤维蛋白原很快开始降低，但粥样病变并不会很快消退，因此血中纤维蛋白原降低可能是冠心病发病危险降低的重要原因之一由于这些研究进展，在许多西方国家到 20 世纪末吸烟率已大为降低，美国现只有 1/4 的人经常吸烟，医生的吸烟率不到 10%，但在中国中年人吸烟率在 66%，仍是一个严重的问题。

心脑血管疾病的种类很多，不同的疾病均有其相应的危险因素，有些心脑血管疾病甚至互为危险因素。如心脏病是公认的脑卒中的重要危险因素研究表明：无论血压水平如何，伴有心脏病的患者，脑卒中的危险性增加。有心脏损害的患者要注意是否存在脑卒中的发病危险性，如冠心病、风心病心房纤颤、心功能衰竭、左心室肥厚、心脏扩大、房室传导阻滞等，均可增加脑卒中发生的危险性。其次是有心房颤动者，脑卒中的危险性也增加 5 倍，且随年龄增长而增加。

除此之外，糖尿病、超重、饮酒、钠盐负荷高与钙摄入不足（高钠低钙）均是脑卒中的危险因素。

二、心脑血管疾病的策略

从全球范围消灭天花的经验来看，任何一种疾病的预防和控制都要有好的策略，目前心脑血管疾病的策略主要有哪些?

1979 年英国著名流行病学家罗斯（Ceoffrey Rose）首先提出预防心血管疾病的全人群策略和重点人群的高危策略，但大量的心血管病流行病学研究结果表明在这两种策略中应以人群策略为主。

（一）全人群策略

美国 MRFIT 研究分析基线收缩压对心血管病死亡率的影响，结果发现随访 10 年心血管病死亡率及相对危险均随基线时收缩压水平的增高而增高但由于在 34 万随访人群中，收缩压分布在 120~139 mmHg 正常偏高组及 140~159 mmHg 临界组者最多，故这两个组由于血压升高而致心血管病多余死亡人数占总多余死亡的 34.1% 及 41.0%，远远超过确定的高血压（≥ 160 mmHg）导致的多余心血管病死亡（23.9%）。该结果至少说明两个问题，一是心血管病死亡的危险随收缩压水平的升高而增高并无所谓“阈值”；另一点则说明从整个人群来看造成多余死亡比例最大的是收缩压“正常偏高”和临界组。这就为全人群的预防策略提供了科学依据，即要想减少人群中心血管病死亡，应使整个人群的血压分布向左移（降低），而不是仅仅治疗已确定的高血压。对血清总胆固醇与心血管病死亡的研究也得出类似血压的结果，因此西方国家近年来对心血管病危险因素应控制的水平的认识已从“通常的”，“平均的”变为“最佳的”，所谓“最佳的”水平就是危险因素控制在这个水平以下得心血管病的机会较小。

1994 年美国成人高血胆固醇检出评价和治疗报告也明确规定血清总胆固醇 ＞ 200 mg/dL，或 LDL–C ＞ 130 mg/dL 即为临界升高应予以干预，这些改变意味着从人群的观点看，血压、血脂的界限值都已降低：与此同时对“高危策略”的内涵也不断发生变化，过去“高危”的概念多被理解为个体的某个危险因素超过人为划分的界限，如高血压（＞ 140 mmHg），高胆固醇血症（＞ 240 mg/dL），即被列为“高危人群”，这种划分往往忽略了“多种因素边缘性不正常”的个体。为此美国弗莱明翰心脏研究根据其总结的多元回归方程中各项危险因素的回归系数提出一个“计分”的办法，以此来帮助医生判断一个对象得冠心病的危险概率。由上述变化可见随着心血管病流行病学的研究进展，对全人群和高危人群预防策略的理解都在不断深入，且已在防治方案中有所体现。

（二）强调多因素长期干预

近年来心血管病危险因素研究的一大进展是关于危险因素在个体的聚集性。首先研究发现，心血管病危险因素很少单个存在，而是常与其他危险因素共同存在，其原因是某些生物学因素有着内在的代谢联系，如胰岛素抵抗综合征，也有某些环境因素同时作用于两种或几种危险因素，如膳食。再就是遗传因素促进了这种聚集性，多种危险因素聚集在一个个体会大大增加发病的危险。因此，近年来在心血管病预防中强调对待每一项危险因素都应视为整个危险因素谱的一个组成成分。这也是从实践教训中得来，例如高血压的长期降压治疗对预防脑卒中发生可达到预期的效果（降低 40%），但对冠心病发作的预防效果却低于预期的目标（仅降低 14%），其可能的原因是降压药物对其他危险因素如血脂，有不良的作用，抵消了血压降低的良好影响。例如 MRC 试验表明应用利尿剂降压治疗 3 年后，治疗组比对照组血清胆固醇高 2%；而另一试验则表明血清胆固醇水平每相差 1%，冠心病危险将增加 2% ~3%。由此得出的结论是应该进行多因素干预，并要求在着重干预某一危险因素时，应该观察长期用药是否对整个心血管病危险谱产生不良影响。基于这种认识 1994 年以来美国血压及血脂的检出评价和治疗方案都提出在人群中检出高血压或高血脂时应同时注意检出其他有关危险因素，在进行干预时也应同时考虑其他危险因素水平，例如对高血胆固醇的干预方案中，对有两项以下或以上其他危险因素者，起始干预的血脂水平和要求达到的干预结果均有差别。

（三）强调采取公共卫生手段和健康教育 1994 年美国心肺血研究所所长所作的心血管病流行病学和预防研究的工作报告中指出，预防应视为一系列过程，从原始预防到一级预防、二级预防、三级预防，整个过程都要贯穿预防为主的精神，即便到了临床治疗的阶段，也要将降低急性发作，降低致残率和死亡危险视为患者治疗的重要组成部分。采取健康教育手段，防止和改变不良的生活方式和行为应是心血管病预防策略的中心环节，也是全人群策略的体现，要使人群中数量很大的危险因素轻中度升高的人降低危险因素，同时又要对多种危险因素进行长期干预，最有效的手段就是教育群众改变不良的生活方式和行为。改变生活方式和健康教育最主要的内容是合理的膳食，坚持中度体力活动，戒烟，防止超重和精神紧张，其具体内容也随心血管疾病危险因素的研究进展而日益充实和完善。

第五节　肿瘤

一、恶性肿瘤的发病原因

恶性肿瘤的发病潜伏期较长，是一个多因素多效应、多阶段的过程。恶性肿瘤的时间趋势、在人群和地区间的分布往往与危险因素的分布特点密切相关，再加上恶性肿瘤致病因素的复杂性，其病因学研究尚局限于在众多因素中找到起主要作用的危险因素。危险因素包括个人不良的行为生活方式、环境和机体因素等。

（一）行为生活方式

1. 吸烟

致癌的机制还不甚明了，烟草产生的氨氧化物可消耗人体内的抗氧化剂，可造成机体严重的氧化疲劳。卷烟烟雾中包括了3800多种已知化学物，包括尼古丁等生物碱、胺类、酯类、酚类、腈类、烷烃、醇类、多环芳烃、脂肪烃、杂环族化合物、羰基化合物、氮氧化合物、一氧化碳、重金属元素镍、铜、铬以及有机农药等，这些物质进入人体后，在体内扮演着致突变剂和致癌剂的角色。烟草可导致肺癌、膀胱癌、口腔癌、胰腺癌、肾癌、胃癌、喉癌和食管癌，还可能会导致结肠癌。吸烟可致肺癌并存在显著的剂量－反应关系已被大量的研究所证实，吸烟者如接触石棉、镍、铬、镉等，由于协同作用可致肺癌发病率更高。但在戒烟者中，肺癌危险度有逐渐下降的趋势。WHO估计，15%的癌症可归因于吸烟，每年全世界因吸烟导致癌症死亡有150万以上。

2. 饮酒

有报道认为，饮酒和口腔癌、咽癌、喉癌、直肠癌有关。长期饮酒可导致肝硬化，继而可能与肝癌有联系，饮酒伴有吸烟者某些恶性肿瘤的危险性更高。酒中与癌症关系密切的致癌物主要是亚硝胺，还可能存在其他已知的或潜在的致癌物，如多环芳烃等，就可成为其他致癌物的溶剂，帮助致癌物作用到人体。

3. 膳食、饮水

世界卫生组织发布过声明：至少有60%的癌症发病是源于个人本身的生活方式，部分科学家甚至认为80%～90%的癌症是由于不良的生活方式所造成的，这里的不良生活方式包括不合理的饮食、吸烟、饮酒以及缺乏运动等，而饮食因素在众多危险因素中位居首位。

当食物过于精致，纤维素甚少、含大量脂肪尤其是胆固醇与蛋白质时，肠中菌群的代谢产物可能直接作用于肠壁，发生大肠癌的机会显著高于食物中含大量粗纤维及较少胆固醇摄入者；当食品粗糙、营养素不足时，发生食管癌及胃癌的危险性增加；经常进食霉变食物的人们发生肝癌和食管癌的机会增加；熏制食品中多环芳烃的含量较高，经常食用使胃癌发病机会增加；维生素 C 在体内和体外都能抑制亚硝胺类化合物的形成，经常食用新鲜蔬菜和适量摄入维生素 C 会降低胃癌和食管癌的发生机会。

在对中国江苏启东肝癌高发区的研究中发现，饮水条件不同的乡镇，其肝癌的发生也有不同。饮用沟、塘水者得肝癌的危险性大，而饮用河水和深井水的居民，肝癌发生率相对较低。水中天然存在的砷酸盐是已知的致癌物。长期饮用含有蓝藻毒素（cyanotoxin）的地区，肝癌发病率显著升高。

4. 不良生活方式和习惯

除吸烟、酗酒外，不良的生活方式和卫生习惯与恶性肿瘤的增加有关。

（二）物理因素

物理致癌因素很多，主要有电离辐射、紫外线、红外线辐射源、慢性刺激等。如1925—1943 年美国放射科医生的白血病死亡率较一般医生高 10 倍以上，长期日光照射容易引发皮肤癌，广岛原子弹爆炸引起的白血病发病率明显增加，氡及氡子气是肺癌的致病原因等。

（三）化学因素

自从 1975 年发现化学物质与癌症有关以来，化学致癌问题为人们所重视。目前已证实可对动物致癌的化学物有 100 多种，通过流行病学调查证实对人类有致癌作用的达 30 多种。环境中的化学致癌物可来自烟草、食品、药物、饮用水以及工业、交通和生活污染等。根据致癌物对人及动物的致癌物对人及动物的致癌实验结果，可将化学致癌物分成三类：

1. 确认致癌物（proved carcinogens）

动物实验和流行病学调查都已证明具有致癌性的致癌物目前约有 15~25 种，如多环芳烃（PAH），其中的苯并芘致癌活性最强，污染也最为普遍，可引起人的皮肤癌和阴囊癌。此外，现代物理化学分析方法证明，无论是吸烟的烟雾或大气污染中存在的普遍而带有代表性的致癌物质都是多环芳烃。

2. 可疑致癌物（suspected carcinogens）

这类化学物有两种，一种是仅有临床个别致癌报告、尚未得到明确的流行病学证据的化学物；另一种是在多种动物实验中特别是与人类血缘很近的灵长目动物致癌试验中呈阳性的化学物。如黄曲霉毒素、亚硝胺等。黄曲霉毒素致动物肝癌已被肯定，其中以黄曲霉毒素 B_1（AFB1）致癌作用最强，是迄今所知作用最强的致肝癌物质。

3. 潜在致癌物（potential carcinogens）

这类化学物在动物实验中已获阳性结果，但可能是由于实验条件与人类实际生活的不同，或者实验剂量过高，或是由于动物与人之间的种属差异等，在人群中如何尚缺乏资料。但是，随着时间的推移，潜在致癌物可以“升级”为确认或可疑致癌物。

（四）职业因素

职业环境中的致癌物质造成的职业性肿瘤占全部恶性肿瘤的 1% ~5%，以男性多见。日前，约有 21 种职业化学物质被定为确认致癌物，包括砷及砷化合物、石棉、联苯胺、沥青焦油、氯乙烯、苯等，所致肿瘤主要有肺癌、膀胱癌、白血病、皮肤癌和肝血管肉瘤等。肺癌是职业癌中最重要的一种，职业性肺癌包括石棉、砷和砷化合物、氯甲醚所致肺癌和焦炉工人肺癌等。

（五）生物病因

生物性致癌因素包括病毒、真菌、寄生虫等，其中以病毒与人体肿瘤的关系最为重要。世界上有 15% ~20%的肿瘤与病毒感染等有关。已有明确的证据证明乙型肝炎病毒（HBV）和丙型肝炎病毒（HCV）是原发性肝细胞癌的原因；幽门螺杆菌（HP）是胃癌的致病因子；埃及血吸虫感染是膀胱癌的致病因子；人乳头状瘤病毒（HPV）16 型和 18 型是宫颈癌的致病因子，对生物病因的研究除了使用描述和分析流行病学研究及血清和分子流行病学等实验室研究外，更可在高危人群中接种相应的疫苗来观察肿瘤的发病率是否随之降低。

（六）机体因素

机体因素是指除了外界致癌因素之外的一切机体内在因素，如年龄、性别、种族、免疫、遗传以及神经精神因素等。

二、因环境污染所导致的恶性肿瘤

除了“个人”应为自己的癌症负责，另外一个不引人注意、不能靠“个人”控制的癌症杀手——环境污染，正为这场不断升高的恶性肿瘤热加温。

曾经在世界卫生组织（WHO）做过 10 年研究的陈美霞就批评今天对癌症的归因：都太偏重个人了！陈美霞指出造成癌症的原因非常复杂，吃过多油脂、抽烟，都只是引起癌症的促成因素（promoter），真正致癌的元凶（initiator）还是环境中越来越多的"毒物"。因为脂肪是毒物容易储存的地方，所以专家建议防癌应少吃油脂，但是真正致癌的还是毒物。"今天是因为我们吃进太多有毒的物质，否则你吃再多油脂，可能也不会有问题"。陈美霞说明防癌应优先次序中，首先应该改善生存环境污染："无论是工业污染、农业污染，制造毒物的人，要让他们负起责任来"。

事实上，今天人类世界的环境污染源相当广泛，而环境污染造成恶性肿瘤发生率升高的例子不胜枚举：淮河流域环境污染与沿河居民肿瘤发生率上升、大气污染引起居民肺癌发生率增高等。《失窃的未来》一书中指出，从农药（DDT、除草剂等）到塑料（强化 PVC 水管不断裂的壬基苯酚涂剂，会加快癌细胞的生长速度），从个人清洁用品用的清洁剂（1980 年代晚期，一些欧洲国家已经禁止使用烷基酚聚乙烯制的清洁用品，但目前仍在世界各国大量使用）到原木防腐涂剂（五氯酚等），我们的生活中充满了足以干扰荷尔蒙正常运作的化学毒物。这些化学毒物不仅影响人类正常的荷尔蒙分泌（性荷尔蒙讯号的错乱、甲状腺分泌的异常等），更进一步伤害到人体的免疫系统，使人们更容易受到癌细胞的侵扰。

三、恶性肿瘤的预防

恶性肿瘤的预防是一个系统工程，必须全方位、各环节、有步骤、有计划地开展，为了控制或降低恶性肿瘤对人类的危害，必须贯彻预防为主的战略方针，实行防治相结合，才能有效地降低癌症的发病率和死亡率。

目前，很多国家都已建立了全国性的癌症防治网络，在部分地区特别是高发区开展了癌症发病死亡登记，但是，恶性肿瘤仅靠肿瘤防治研究机构是不够的，必须在全世界范围内从根本上降低环境毒物对健康的影响，建立健全肿瘤防治制度和机构，加强人群宣教，增强个人防癌意识。

肿瘤的预防分为三级：一级预防主要针对危险因素进行干预；二级预防着重于早期发现，早期诊断和早期治疗；三级预防主要是改善肿瘤患者的生命质量和预后等。目前，恶性肿瘤的预防大多集中在三级预防中的一级和二级预防措施，即未发病前预防其发病和在癌前病变阶段力争早期发现。

（一）一级预防

根据已知证据，对比较明确的致癌因素采取针对性的预防措施，进行防癌健康教育。积极地开展人群一级预防，能有效地控制和消除癌症的主要危险因素。

1. 鉴定环境中的致、促癌剂

加强对已明确的致癌剂的检测、控制和消除，制定环境浓度标准，保护和改善环境，防止环境污染。对于职业危险因素，应尽力去除或取代，在不能去除时，应限定工作环境中有害物质的浓度，尽力防止工人接触，并对经常接触致癌因素的工人定期体检。

2. 建立化学预防方法

可以通过细胞毒性的营养素和药物抑制或逆转克隆和恶化的发生、发展。当环境致癌物作用于个体时，首先经历了致癌剂形成和被机体吸收的起始阶段，然后致癌剂到达靶细胞，此为促进发展阶段，最后进入细胞赘生和表达的恶变阶段。化学预防可在以上三个阶段降低致癌剂的作用剂量和时间，抑制致癌化合物的形成和吸收，从而防止肿瘤的发生。

3. 改变不良的生活方式

吸烟与肺癌的因果关系已被多项流行病学研究所确定，并为发达国家的控烟实践所证明。因此，在全人群开展戒烟运动对预防肺癌等与烟草相关疾病、提高人群健康水平和降低国家疾病负担等具有十分重要的意义。

此外，饮酒要适量，特别避免又吸烟又饮酒；注意休息，消除过度紧张；经常参加体育锻炼；避免性交紊乱而引起病毒感染，不滥用药物和激素类制品等。

4. 合理膳食和体力活动

目前，日本、美国以及西欧一些国家胃癌死亡率下降，多数人认为与饮食改善、营养摄入量增加及适当的食物保存方法有关。要注意饮食、营养平衡，减少脂肪、胆固醇摄入量，多吃富含维生素 A、维生素 C、维生素 E 和纤维素的食物，不吃霉变、烧焦、过咸或过热的食物。世界癌症研究基金会和美国癌症研究所提出了 14 条通过膳食预防癌症的建议，并且把保持体重稳定和坚持体力活动分别放在第二位和第三位，说明了它们目前在防癌方面的重要作用。

5. 控制感染因素

感染与癌症关系密切，如 HPV 感染与原发性肝癌，EB 病毒感染与鼻癌等在这些感染中，乙型肝炎的控制刻不容缓，乙型肝炎表面抗原携带率在我国高达 10%以上，是造成慢性肝炎、肝硬化和肝癌的主要原因。乙型肝炎的控制措施较明确，主要为新生儿接种乙型肝炎疫苗切断母婴传播和保证输血安全。来自江苏启东肝癌高发区乙型肝炎疫苗干预研究的初步结果表明，肝癌的发病率在30岁以下人群中已呈下降的趋势。

（二）二级预防

二级预防主要是应用简便可靠的筛检和诊查方法，对高危人群进行预防性筛检，积极治疗癌病变，阻断癌变发生，做到早发现、早诊断、早治疗。由于人群筛检的工作量大、费用高，所用的检方法必须简单、经济、安全、有效性高和易为受者接受。几种常见的恶性肿瘤的筛检方法包括：宫颈脱落细胞涂片筛检宫颈癌；乳腺自检、临床检查及X线摄影检查乳腺癌；大便潜血、肛门指诊、结肠镜和结肠镜检查结直肠癌；血清前列腺特异性抗原检测前列腺癌等。常见的癌前病变为：黏膜白斑、皮肤角化症、皮肤慢性溃疡、瘘管、黑痣等皮肤和黏膜癌前病变；常发于肠、胃、食管子宫颈等部位的息肉；子宫颈糜烂、外翻；萎缩性胃炎、胃的胼胝体溃疡；肝病如肝硬化等。及时治疗癌前病变对预防癌症的发生具有积极意义。

（三）三级预防

三级预防也称康复预防，要求对癌症患者提供规范化治疗和康复指导，解除疾病痛苦，减少并发症，防止致残，使更多的患者获得康复医疗服务；提高癌症患者的生活质量，对晚期患者施行止痛和临终关怀。

恶性肿瘤的发生与环境中的毒物是密切相关的，而环境污染是不能通过个人来控制和消除的，必须通过政府立法，制定环境保护政策，强制加强环境保护，控制烟草及酒精滥用等，同时个人要加强自我保护意识，改善不良生活习惯，定期检查身体，争取做到恶性肿瘤的早发现、早诊断、早治疗。只有全社会共同努力，才可能扭转恶性肿瘤这种高发病率、高死亡率的局面。

第六节　慢性阻塞性肺病

慢性呼吸系统疾病是临床上常见病、多发病、其患病率呈上升趋势，是严重威胁人们健康的主要疾病之一。其中对老年人健康影响最大的是慢性阻塞性肺病。

一、慢阻肺（COPD）的危险因素

COPD的危险因素包括个体易感因素和环境因素，二者相互影响。

（一）个体易感因素

某些遗传因素可增加 COPD 发病的危险性，国外报道先天性 α1- 抗胰蛋白酶缺乏所致原发性肺气肿就占有一定比例，在美国约占 COPD 的 1%；出生时低体重，可导致成年后达不到预期发育水平，而易发生 COPD；气道高反应性也是 COPD 的危险因素，它与机体某些基因有关：COPD 的发病与社会经济地位、营养状况也有一定的关系。

（二）环境因素

1. 吸烟

吸烟是 COPD 的重要发病因素。吸烟者肺功能异常率较高，吸烟者死于 COPD 的人数较非吸烟者为多，被动吸烟也可导致 COPD 的发生父母吸烟的儿童呼吸系统疾病及肺功能减退的发生率比父母不吸烟的儿童明显要高。

2. 职业性接触

接触某些特殊物质、刺激性物质、有机粉尘及变应原能使气道反应性增加。职业活动场所粉尘和化学物质（烟雾、有害气体等）浓度过大或接触时间过长，均可导致 COPD 的发生。

3. 空气污染

化学气体如氧气、一氧化氮、二氧化硫等，对呼吸道黏膜有刺激和细胞毒作用。空气中烟尘或二氧化硫明显增加时，COPD 急性发作显著增多。烹调时产生的油烟和生物燃料产生的烟尘也与 COPD 发病有关。生物燃料所产生的室内空气污染，可能与吸烟具有协同作用。

4. 感染

呼吸道感染是 COPD 发病及加剧的另一重要因素，肺炎链球菌和流感嗜血杆菌可能是 COPD 急性发作的主要病原菌，病毒也对 COPD 的发生和发展起作用。儿童期下呼吸道感染和成年时的肺功能降低及呼吸系统症状的发生与 COPD 有关。

5. 气候

冷空气刺激，气候突然变化，使呼吸道黏膜的防御能力减弱，容易继发感染。

二、控制和预防慢阻肺（COPD）的发生

（一）治疗措施

为了提高 COPD 的诊治水平，降低 COPD 的患病率和病死率，我国于 1997 年制定了《COPD 诊治规范》(草案)，并于 2002 年制定了《慢性阻塞性肺疾病诊治指南》。它们的制定对有关卫生组织和政府部门关注本病防治，提高医务人员对 COPD 的诊治水平，促进 COPD 的研究，从而降低 COPD 在我国的患病率与病死率起到很好的作用。

1. 药物治疗

现有治疗的药物均不能缓解肺功能下降的趋势，只是改善症状和减少并发症。

(1) 支气管扩张剂：β_2受体激动剂抗胆碱能药物、茶碱及这些药物两种或多种联合制剂。

(2) 皮质激素：规则吸入糖皮质激素治疗不仅适用于对糖皮质激素治疗有效的并有症状且肺功能检查证实的 COPD 患者；或 FEV1(第一秒时间肺活量) < 50% 预计值，症状反复加重，且需抗生素和口服糖皮质激素治疗者。注意避免长期应用。

2. 非药物治疗

(1) 加强呼吸肌锻炼：即练习腹式呼吸及“缩唇”呼气，每日 2~3 次，每次 10~20 分钟。这是缓解期康复治疗的有效手段。

(2) 长期氧疗：适用于慢性呼吸衰竭患者，即在静息状态下存在动脉低氧血症，其动脉血氧分压(PaO_2) < 7.3 kPa (55 mmHg) 或动脉血氧饱和度(SaO_2) < 88%。每天超过 15 小时氧疗，可提高生存率。美国开展较为普遍，居世界领先地位。在亚洲及一些发展中国家，由于受到社会经济发展水平的限制，开展较少。

3. 增加营养

新近研究资料表明，营养不良也是影响 COPD 患者预后的一个重要因素。增加营养可明显降低感染和呼吸衰竭的发生率，降低病死率。因此，探索合理、均衡的营养对 COPD 的防治具有重要意义。

4. 手术治疗

肺大疱切除术可减轻呼吸困难和改善肺功能；肺减容术仍在探索中，不推荐广泛开展；肺移植术适合于非常晚期的 COPD 患者，可改善生活质量和肺功能。目前，虽然数以亿计的患者每天都在与慢阻肺斗争，但它却是全球最缺乏诊断与治疗的疾病。据估计，有 50%以上的患者竟不知道自己患有此病尤其在早期没有明显不适，当出现气促、呼吸困难等症状时多已是中晚期。而中晚期的慢阻肺患者 5 年内死亡率可高达 20% ~30%，此时再好的专家也没有太好的办法。慢阻肺漏诊率很高，我国有近七成慢阻肺被漏诊，如能在早期诊断并治疗，将可大大降低死亡率。

（二）预防措施

目前有关COPD早期有效的预防措施是戒烟。国内一项10万人群，连续7年的研究结果表明，以戒烟为重点的社区综合干预措施，可以使干预区人群的肺功能显著好于非干预区，干预区人群COPD患病率增加幅度明显小于非干预区。戒烟虽是COPD早期预防最有效、最经济的措施，但也是最难以落实的措施，涉及许多复杂的问题，需要全社会的参与。其他早期预防措施包括：加强劳动保护、减少职业性粉尘、化学物质或其他有害气体的吸入；改善厨房通风设备以减少室内污染等。另外，冬季注意保暖防寒，积极防止呼吸道感染。通过体育活动锻炼耐寒能力，增强体质，也有助于COPD的早期预防。

反复呼吸道感染和营养不良者以及有家族病史者，应定期到专业医院进行肺功能常规检查、达到早诊早治的目的。

（王艳　沙艳荣　陈建水　王建建　陈芬芬　殷婷婷）

参考文献

[1] 王坤，毛阿燕，孟月莉，等. 我国公共卫生体系建设发展历程、现状、问题与策略[J]. 中国公共卫生，2019，35（07）：801–805.

[2] 代涛，尤川梅，陈瑶. 部分国家政府举办公立医院的经验与启示[J]. 中国卫生政 策研究，2009，2（08）：1–6.

[3] 董云萍. 公立医院公益性评价及其运行机制研究[D]. 华中科技大学，2010.

[4] 王媛. 山西省S市二级公立医院公共卫生服务现状研究[D]. 山西医科大学，2018.

[5] 张鹭鹭，王羽. 医院管理学[M]. 北京：人民卫生出版社，2014. 564–565.

[6] 王洁，陈洁，王文洁. 公立医院提供公共卫生服务的范围和内容[J]. 中国卫生经 济，2015，34（08）：5–9.

[7] 陈玲. 社区基本公共卫生服务外包问题研究[D]. 湖南农业大学，2016.

[8] 王璟. 发达国家公共卫生体系特点及对我国公共卫生体系改革的启示[J]. 医学与社会，2005（07）：25–26.

[9] 熊李力. 美国公共卫生体系的脆弱性体现在何处[J]. 人民论坛，2020（26）：122–124.

[10] KUSHNER K, SCHELL G. A populationbased approach to the management of depression in a pa–tient–centered medicalhome [J]. Fam Med Community Health, 2015, 3(1):47–52.

[11] REDDY S, FINLEY M, POSEY D, et al. Expanding Medicaid managed care: the right choice for Tex–as? [J]. Southern medical journal, 2012, 105(10):545–550.

[12] Scofield RH, Fogle M, Rhoades ER, et al. Rheumatoid arthritis in a United States Public Health Service Hospital in Oklahoma:serologic manifestations in rheumatoid arthritis vary among tribal groups [J]. Arthritis Rheum, 1996, 39(2):283–286.

［13］李陈晨，王芳，薛婉君．美国整合卫生保健主要做法及启示［J］．中国卫生经济，2014，33（08）：90-93.

［14］刘玉荣．美国的公共卫生体系分析与借鉴［J］．中外健康文摘 2013，10（21）：15-16.

［15］严晓玲，李新超，别凤赛，等．国内外公立医院公共卫生服务职能分析与政策建议［J］．中华医院管理杂志，2019（09）：723-727.

［16］邵柏，黄佳礼，马赛．美英两国公共卫生突发事件预警与应对［J］．中国国境卫生检疫杂志，2004（S1）：47-49.

［17］World Health Organisation (WHO). Ottawa Charter for Health Promotion, 1986.

［18］靳清汉．澳大利亚公共卫生服务对我国卫生服务的借鉴［J］．中国医院，2005（07）：66-67.

［19］Podger A, Hngan p. Refoeming the Australian healthcare system:the role of government [M] //Bloom AL. Health reform in Australian and New Zealand. Melbourne: Oxford University Press, 2000.

［20］Healy J. Welfare options:delivering social services [M]. Sydney: Allen&Unwin, 1998.

［21］刘朝杰，李伟，姚岚．澳大利亚的社区卫生服务与全科医疗对中国的影响和蕴义［J］．中国全科医学，2004（21）：1545-1550.

［22］陈素红．充满活力的澳大利亚私人医疗服务体系［J］．中国医疗保险，2014（08）：67-70.

［23］黄二丹，李卫平．法国、澳大利亚公立医院治理分析与启示［J］．中国卫生政策研究，2018，11（05）：79-82.

［24］王建明，顾汉展．以“工匠精神”引领学科发展，培养优秀公共卫生人才［J］．南京医科大学学报（社会科学版），2019，19（05）：408-410.

［25］王俊玲，刘兴荣，白天，等．新形势下公共卫生人才专业稳定性调查及策略分析［J］．卫生职业教育，2018，36（04）：99-101.

［26］刘铭，孙喜琢，宫芳芳．医卫融合背景下社康中心公卫医师岗位职责探析［J］．中国公共卫生管理，2021，37（02）：169-171+194.

［27］丁烨，钟要红，范春红，等．浙江省基层医疗卫生机构公共卫生人才现状

及需求［J］. 浙江医学教育，2017，16（02）：1–3.

［28］李小攀，周弋，陈亦晨，等. 刍议科技创新型疾控公共卫生青年人才的培养［J］. 上海预防医学，2019，31（08）：652–655.

［29］黄清华. 健康权二维理论与中国卫生体系良法善治——兼论《基本医疗卫生与 健康促进法（草案）二审稿》修改［J］. 中国发展，2019，19（05）：70–75.

［30］杜创. 2009 年新医改至今中国公共卫生体系建设历程、短板及应对［J］. 人民论坛，2020（Z1）：78–81.